Il surfattante polmonare

With compliments

ISTITUTO DE ANGELI S.p.A., Milano

Konrad Morgenroth

Il surfattante polmonare

Traduzione di Mattia Barbareschi

Disegni di Gerhard Pucher

Walter de Gruyter
Berlin · New York 1989

Prof. Dr. med. Konrad Morgenroth
Ruhr-Universität Bochum
Institut für Pathologie
Universitätsstraße 150
D-4630 Bochum-Querenburg

Dr. Mattia Barbareschi
III Cattedra di Anatomia e Istologia Patologica
Università degli Studi di Milano
Milano

Stampato nella Repubblica Federale Tedesca 1989 dalla Appl, Wemding.
Printed in Germany 1989, by Appl, Wemding.
Copertina di Rudolf Hübler, Berlin.

Premessa

Negli ultimi anni si è molto approfondito lo studio clinico e sperimentale sul sistema di secrezione degli alveoli polmonari. Si è infatti dimostrato che questa secrezione è di importanza fondamentale per la ventilazione polmonare. Le alterazioni dell'attività secretoria alveolare rivestono un ruolo particolarmente importante nella patogenesi di diverse malattie polmonari ed è perciò necessario sviluppare nuovi atteggiamenti terapeutici nei suoi confronti.

Conoscere la funzione e le possibili alterazioni di questo sistema secretivo potrà essere di grande aiuto per la comprensione della patologia polmonare.

Il presente volume si propone di mostrare le strutture morfologiche che stanno alla base di questo sistema, per poterne illustrare meglio la funzione ed il loro significato clinico. Per questo scopo ci siamo serviti di numerose fotografie ottenute al microscopio ottico ed elettronico. Inoltre abbiamo utilizzato i disegni tridimensionali di Gerhard Pucher che sono dei «riassunti grafici» assai efficaci per dimostrare in maniera semplice ed accurata quanto dettagliatamente descritto nel testo. A lui vadano i nostri più vivi ringraziamenti per la sua grande capacità di presentare in maniera chiara anche i dati più complessi.

Un particolare ringraziamento vada inoltre all'Editore de Gruyter per la notevole veste tipografica del presente volume.

K. Morgenroth Bochum, giugno 1986

Indice

1. Introduzione

Già nel 1929 gli studi di von Neergard avevano dimostrato che per mantenere una regolare ventilazione polmonare è necessaria la presenza di sostanze tensioattive a livello alveolare. Tali sostanze impediscono un eccessivo collasso degli alveoli nella fase di espirazione e, viceversa, nella fase di inspirazione ne impediscono una eccessiva dilatazione. Studi spermentali e clinici hanno infine permesso una chiara valutazione del significato clinico del sistema secretivo alveolare deputato alla produzione di sostanze tensioattive (Farrel, 1982; van Golde, 1984). Si è infatti dimostrato che le sostanze tensioattive scoperte da von Neergard vengono prodotte a livello alveolare. Inoltre si è osservato che le sostanze tensioattive rappresentano un importantissimo meccanismo di difesa, sia a livello alveolare che bronchiale. Questa ultima funzione ha ricevuto particolare attenzione clinica soprattutto in relazione alle condizioni di inquinamento atmosferico in cui si trova a vivere l'uomo moderno.

Numerosi dati biochimici e fisiopatologici (Gil e Weibel, 1970; Warenbourg et al., 1968; Reifenrath, 1980) indicano che le sostanze tensioattive prodotte a livello alveolare svolgono una importante funzione anche a livello bronchiale.

Appare quindi giusto considerare l'albero respiratorio sotto un profilo unitario in cui alveoli e bronchi sono protetti da un comune sistema difensivo, cosí come sono esposti a comuni condizionamenti da parte dell'aria inspirata.

La pietra miliare di questa visione unitaria dei meccanismi di difesa del polmone è quindi quel gruppo di sostanze tensioattive, conosciute con il nome di «surfattante» (dall'inglese «surfactant», derivato da «surface active agent»).

Presentiamo ora le basi anatomiche, microscopiche ed ultrastrutturali di questo sistema, illustrandone oltre gli aspetti normali anche le alterazioni che si osservano in diverse condizioni patologiche.

2. Struttura del sistema alveolare (Figure 1–4)

La struttura fondamentale dei polmoni è relativamente semplice: vi si possono distinguere due sistemi, quello delle vie aeree e quello alveolare.

Il sistema alveolare ha una superficie totale di 80 m^2 in fase di espirazione e di 120 m^2 in fase di inspirazione. Rappresenta quindi la più estesa superficie corporea a diretto contatto con l'aria.

Le cavità alveolari sono tappezzate da epitelio monostratificato costituito da due tipi cellulari, distinti in base alle loro caratteristiche morfolgiche. Tali cellule vengono indicate con il termine di pneumociti di 1° e di 2° tipo.

Fig. 1
Struttura del sistema alveolare. Aspetto di un dotto alveolare nel quale si aprono numerosi alveoli. Sia il dotto che gli alveoli sono tappezzati da un epitelio piatto.
Fotografia al microscopio elettronico a scansione (MES).
Ingrandimento 350×.

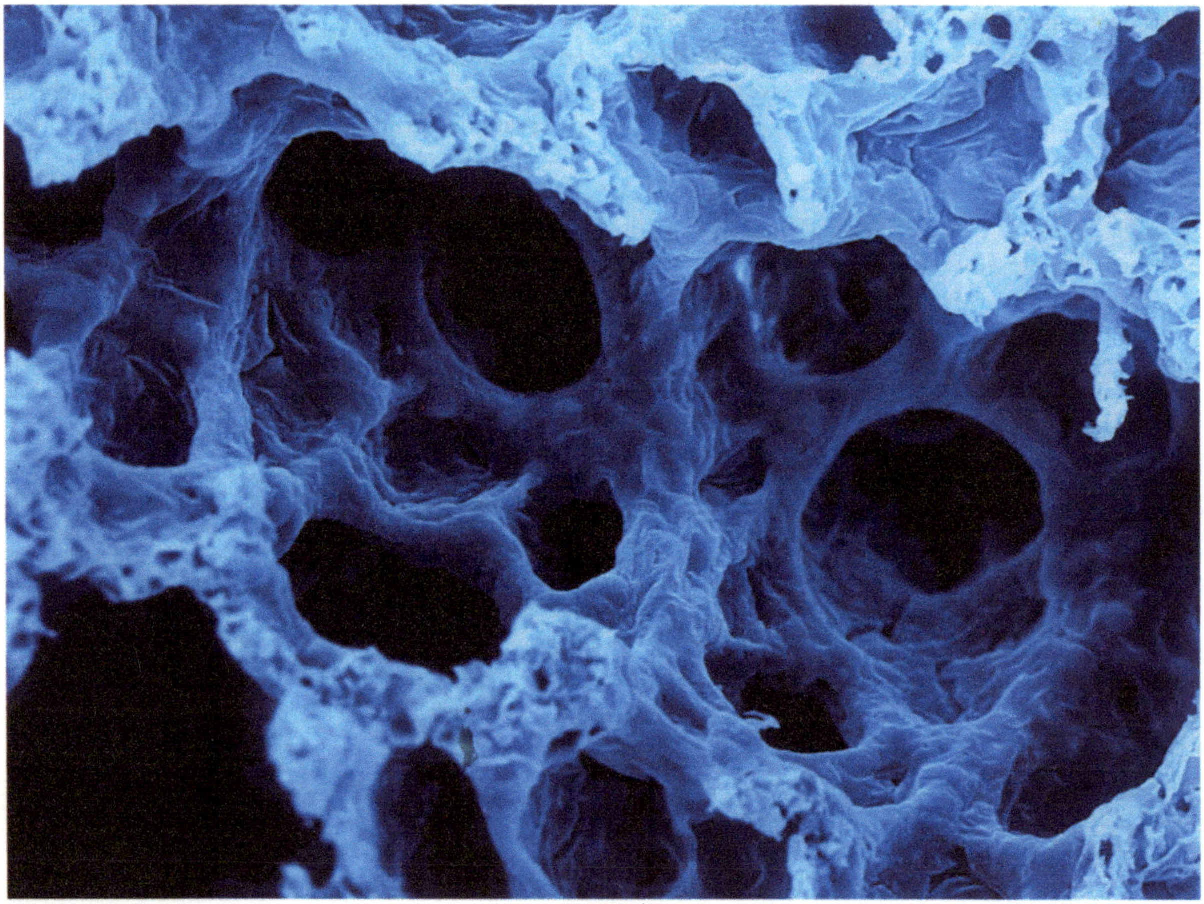

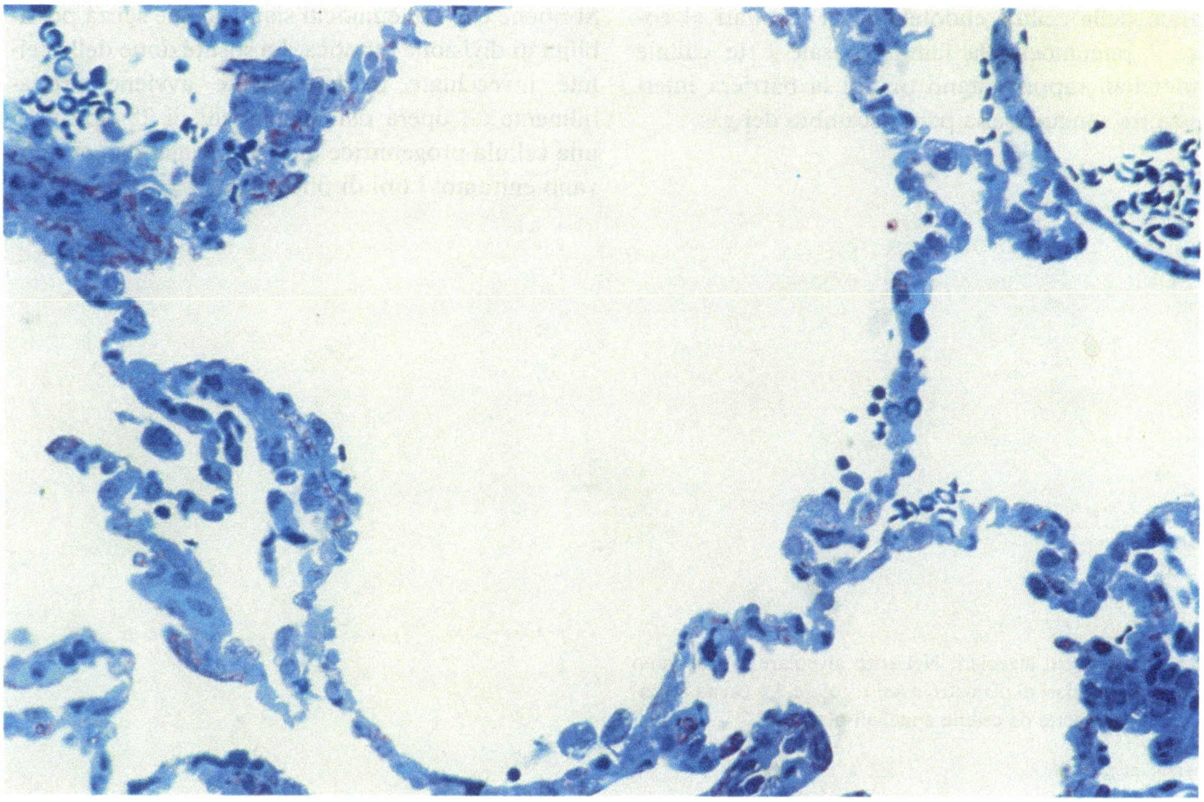

Fig. 2
Struttura del sistema alveolare. Al microscopio ottico si osservano i sottili setti interalveolari, nei quali vi sono numerosi capillari contenti globuli rossi (colorati in blu). I setti sono rivestiti da un sottile strato di cellule epiteliali piatte, che delimitano le cavità alveolari.
Sezione semifine.
Colorazione: fucsina basica e blu di metilene.
Ingrandimento 620×.

2.1. Pneumociti di 1° tipo

I pneumociti di 1° tipo rivestono circa il 95% della superficie alveolare. Hanno un diametro di circa 50 μm ed una superficie di circa 2300 μm^2. Sono poveri di organelli ed il loro citoplasma è disposto in forma di sottile lamina, dello spessore di circa 0,1-0,2 μm. Gli unici organelli osservabili sono alcune cisterne del reticolo endoplasmatico, rari lisosomi, alcuni mitocondri ed un apparato di Golgi. Abbastanza numerose sono le vescicole di pinocitosi. Il nucleo è ovale e di regola si trova al centro della cellula.

Le lamina citoplasmatiche delle cellule contigue si sovrappongono le une alle altre per una variabile estensione ed è possibile che il grado di sovrapposizione vari durante il ciclo inspirazione/espirazione. Tra cellule contigue ci sono strutture di connessione intercellulare del tipo giunzioni serrate (tight junctions), che servono anche per i contatti con i pneumociti di 2° tipo.

I pneumociti di 1° tipo appoggiano su una lamina basale che in ampi tratti si fonde con la lamina basale delle cellule endoteliali dei capillari alveolari. I pneumociti, la lamina basale e le cullule endoteliali rappresentano quindi la barriera interposta tra sangue e aria per lo scambio dei gas.

Si ritiene che i pneumociti siano cellule senza possibilità di divisione mitotica. La sostituzione delle cellule invecchiate o danneggiate avviene probabilmente ad opera dei pneumociti di 2° tipo o di una cellula progenitrice indifferenziata, da cui derivano entrambi i tipi di pneumociti.

Fig. 3
Struttura dei setti alveolari. Nel setto alveolare si osservano numerosi capillari di diametro assai regolare. Le cavità alveolari sono ricoperte da cellule epiteliali piatte.
MES.
Ingrandimento 1040 ×.

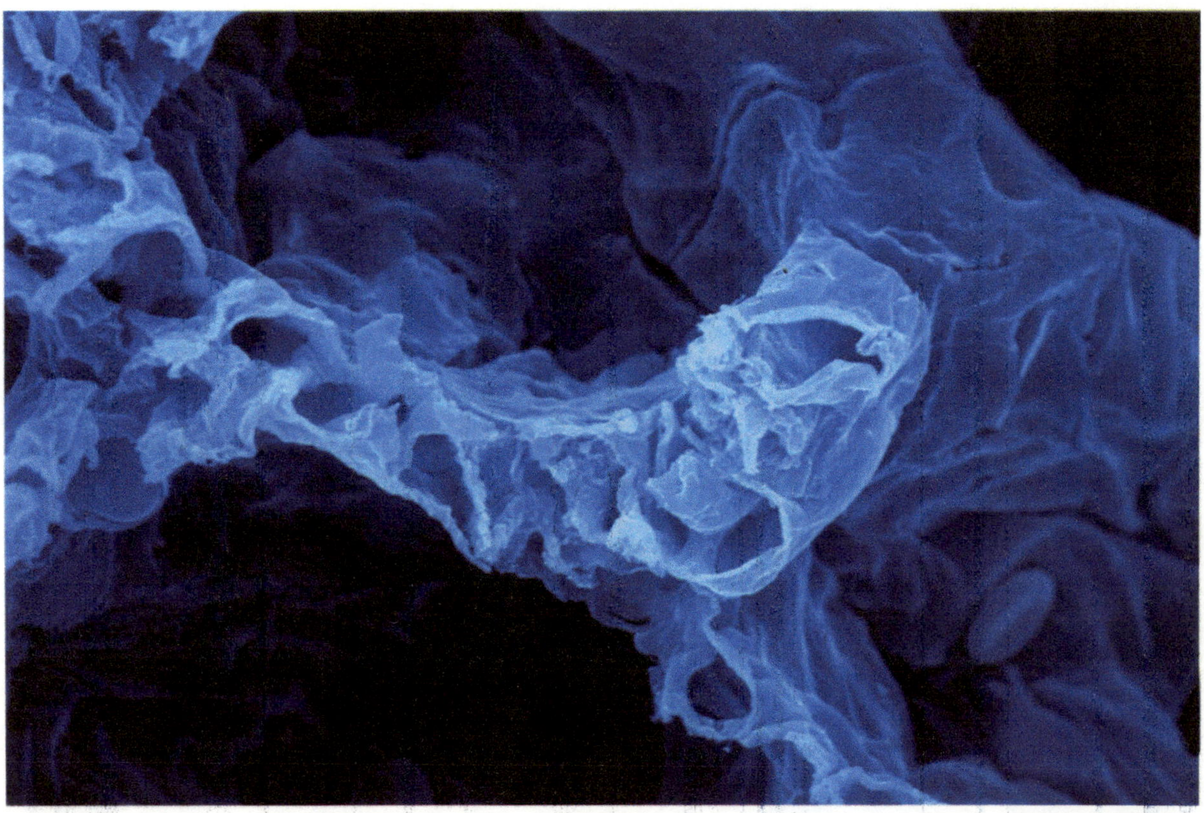

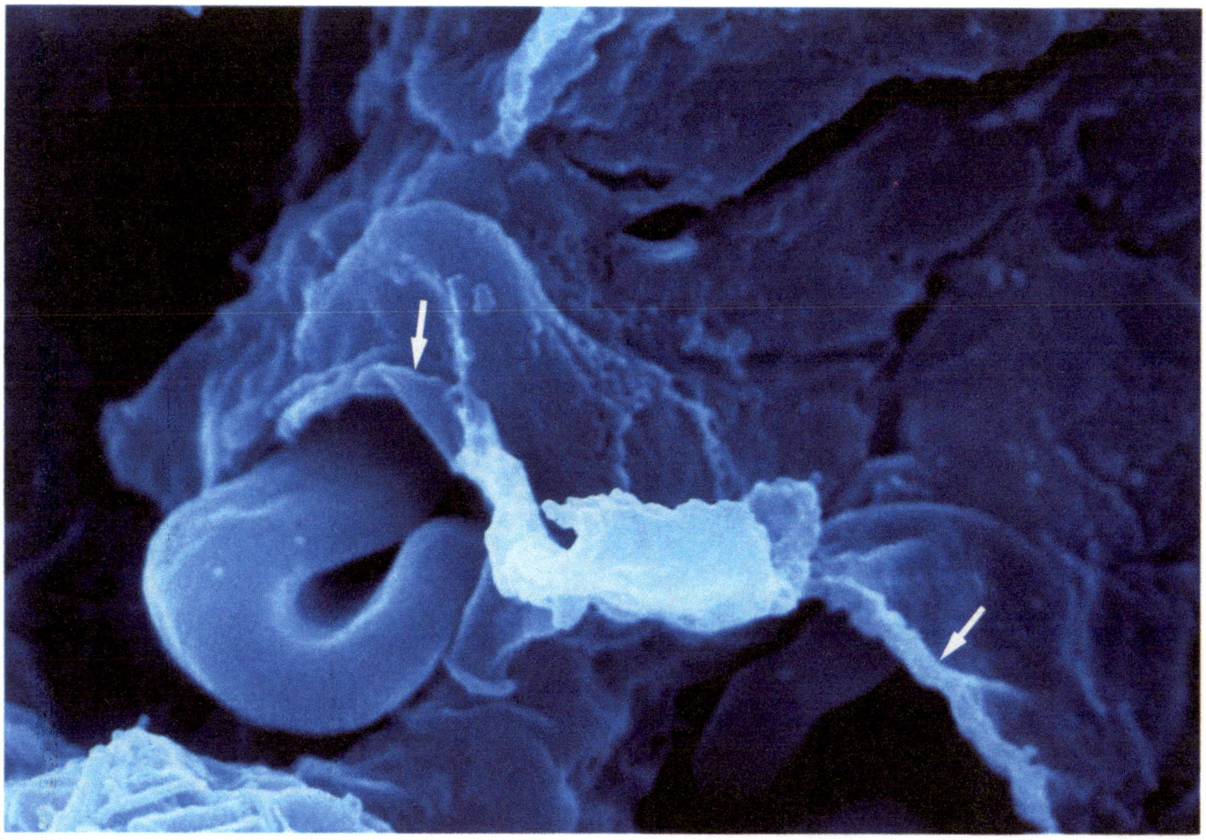

Fig. 4
Struttura della parete alveolare. In questo preparato si osserva parte di una cavità alveolare e della relativa parete. In tale parete vi sono due capillari contenenti eritrociti. Le frecce indicano i punti in cui la parete alveolare è costituita solo dall'endotelio e dall'epitelio alveolare.
MES.
Ingrandimento 6000×.

2.2. Pneumociti di 2° tipo (Figure 5–11)

I pneumociti di 2° tipo sono di forma cubica, con un diametro di circa 9 μm. Generalmente si trovano isolati e solo occasionalmente in piccoli gruppi di 2 o 3 cellule. I pneumociti di 2° tipo sono caratterizzati dalla presenza di microvilli superficiali, del diametro di 0,1 μm circa. Il citoplasma è più ricco di organelli rispetto ai pneumociti di 1° tipo. Vi si trovano il reticolo endoplasmatico rugoso, ribosomi liberi, mitocondri, lisosomi, un ampio apparato di Golgi e dei particolari corpi multilamellari. Il nucleo è centrale ed è dotato di ampio nucleolo. Ciascun elemento cellulare è attorniato dalle lamine citoplasmatiche dei pneumociti di 1° tipo, che lo ricoprono parzialmente formando una specie di colletto. Il pneumocita di 2° tipo dunque entra in contatto con l'ambiente alveolare solamente con la sua porzione apicale.

La caratteristica morfologica peculiare di questo tipo di cellule sono i corpi lamellari che rappresentano il 18–24% del volume del citoplasma. Questi corpi lamellari, del diametro di 0,2–2 μm, sono considerati il prodotto dell'attività biosintetica delle

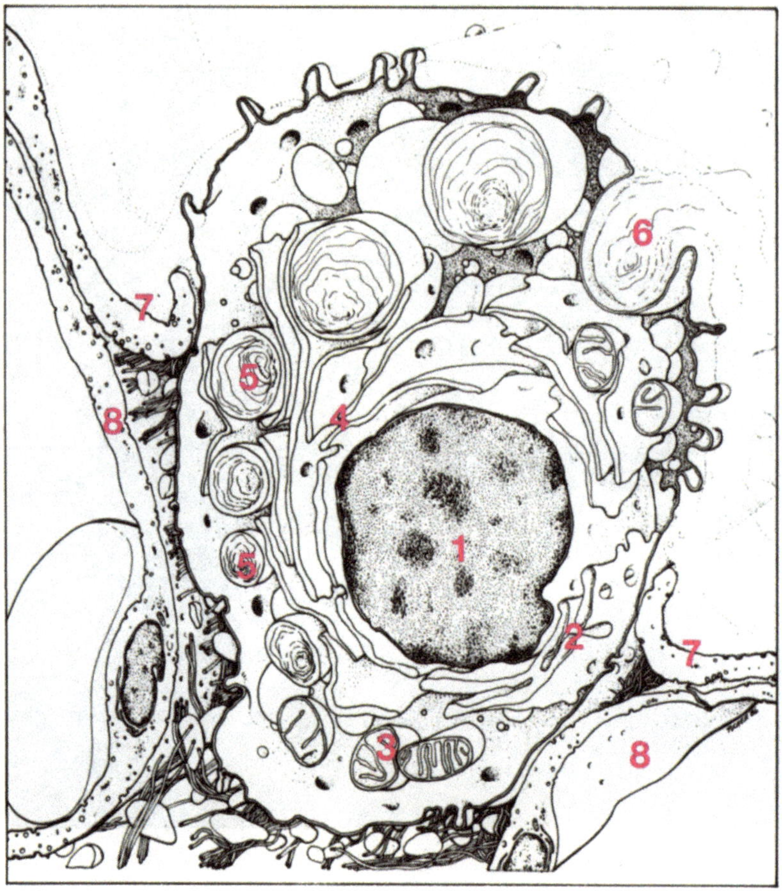

Fig. 5
Biosintesi del surfattante nei pneumociti di 2° tipo. I substrati per la biosintesi del surfattante giungono con il torrente circolatorio, diffondono attraverso l'endotelio e raggiungono i pneumociti. La biosintesi avviene quindi per fasi successive, attraverso il reticolo endoplasmatico e l'apparato di Golgi. Il prodotto di secrezione si accumula nei corpi lamellari osmiofili e viene successivamente secreto a livello apicale nel lume alveolare (secrezione merocrina).
1) Nucleo
2) Apparato di Golgi.
3) Mitocondri.
4) Reticolo endoplasmatico.
5) Corpi lamellari osmiofili.
6) Fase di secrezione.
7) Pneumociti di 1° tipo
8) Endotelio.

cellule e si ritiene rappresentino accumuli di sostanze tensioattive. Al microscopio elettronico questi corpi lamellari e il surfattante alveolare presentano un aspetto simile a quello che presentano i fosfolipidi o le misture di fosfolipidi e proteine quando vengono dispersi in un mezzo acquoso. I corpi lamellari nascono probabilmente in forma di vescicole multiloculari, contenenti enzimi lisosomiali. Queste vescicole vengono formate a livello dell'apparato di Golgi e presentano stretti rapporti con le cisterne del reticolo endoplasmatico rugoso. Ogni vescicola è delimitata da una membrana di circa 90 Å di spessore.

Le sostanze contenute nei corpi lamellari vengono emesse nel lume alveolare con un processo di secrezione merocrina: ciascun corpo lamellare si avvicina singolarmente alla membrana citoplasmatica. A questo punto la membrana cellulare si apre nel punto di fusione ed il contenuto del corpo lamellare può riversarsi all'esterno.

2.3. Interstizio

Attorno agli alveoli vi è un sottile strato di tessuto connettivale che è percorso dalla fitta rete dei capillari interalveolari. L'endotelio di questi capillari è assai appiattito e presenta solo dei limitati ispessimenti ove si riconosce il nucleo e un limitato numero di organelli citoplasmatici. La parete di ciascun capillare è completamente tappezzata dai sottili prolungamenti citoplasmatici delle cellule endoteliali. Le cellule endoteliali contigue entrano in vicendevole contatto ed i confini cellulari sono demarcati da ispessimenti citoplasmatici ricchi di fini filamenti. Il citoplasma delle cellule endoteliali è peraltro ricco di vescicole di pinocitosi.

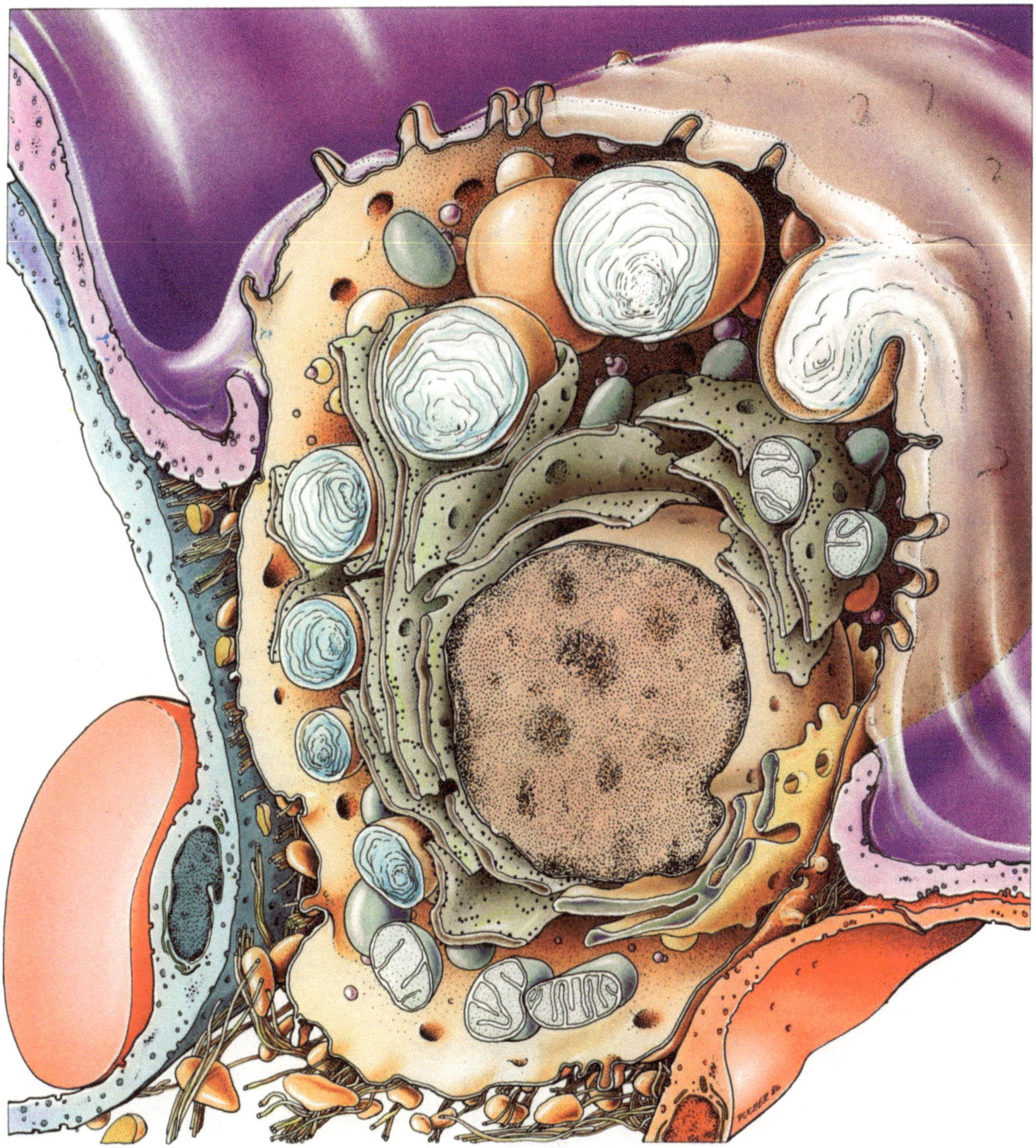

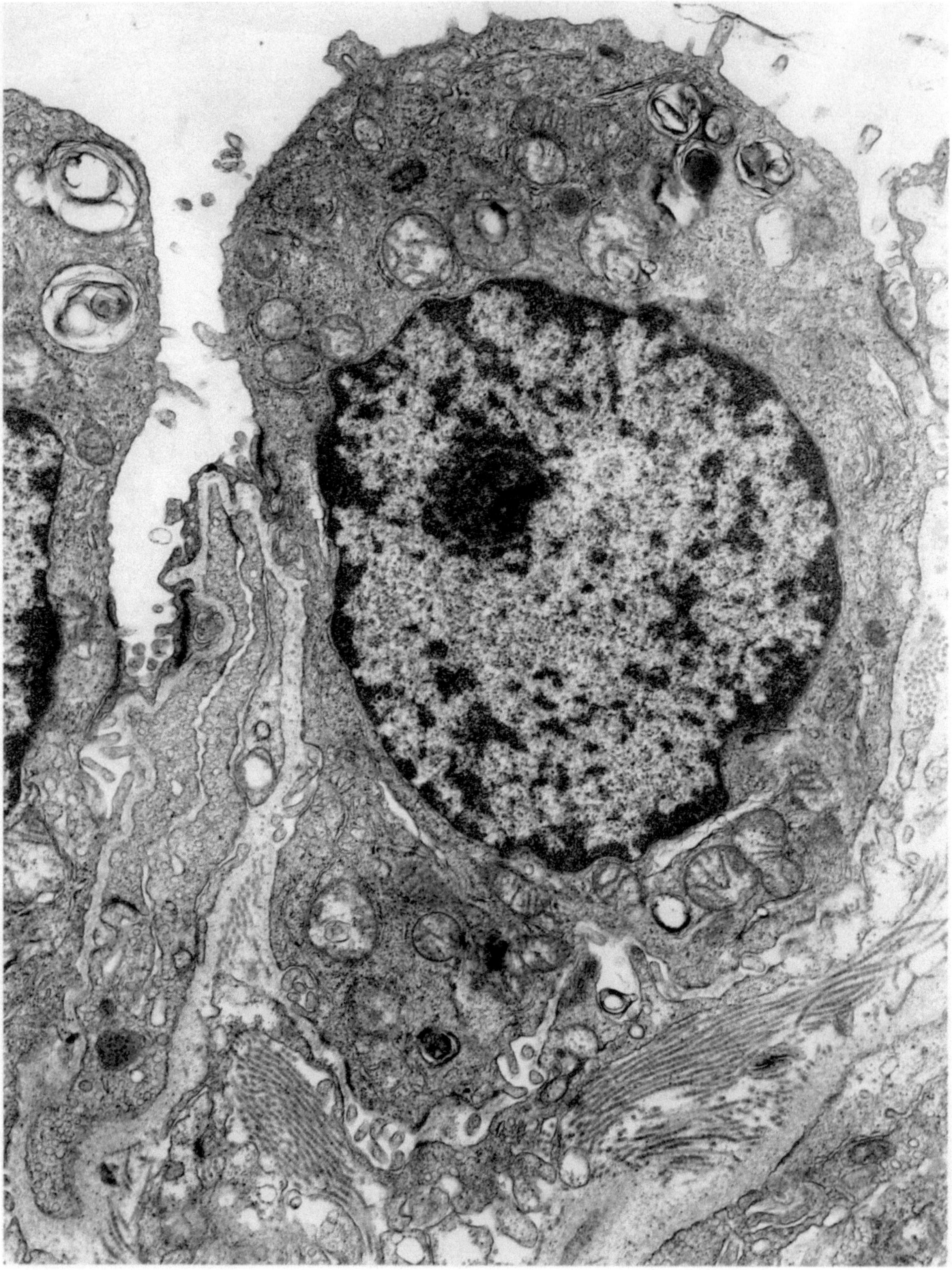

8

L'endotelio poggia su di una lamina basale che in alcuni punti si fonde con la lamina basale dell'epitelio alveolare. In queste zone in pratica esiste una unica membrana basale che separa endotelio ed epitelio alveolare.

Tra i capillari vi sono alcuni fibrociti ed una delicata rete di fibre collagene, che rappresentano l'impalcatura della struttura alveolare. Inoltre nell'interstizio si possono trovare alcuni linfociti ed istiociti. Questi ultimi due citotipi possono svolgere un importante ruolo per la attuazione di reazioni immunologiche locali.

Nell'interstizio si è inoltre dimostrata la presenza di terminazioni nervose.

◁ Fig. 6
Struttura dei pneumociti di 2° tipo. Il pneumocita di 2° tipo è una cellula cubica, con nucleo centrale, numerosi mitocondri e alcuni corpi lamellari osmofili. In superficie vi sono alcuni regolari microvilli. I pneumociti di 1° tipo lo attorniano formando una sorta di «colletto».
Fotografia al microscopio elettronico a trasmissione (MET).
Ingrandimento 19000×.

Fig. 7
Aspetto superficiale dell'epitelio alveolare. Al centro della foto si riconosce un pneumocita di 2° tipo, con numerose formazioni microvillari in superficie, circondato da pneumociti di 1° tipo.
MES.
Ingrandimento 5000×.

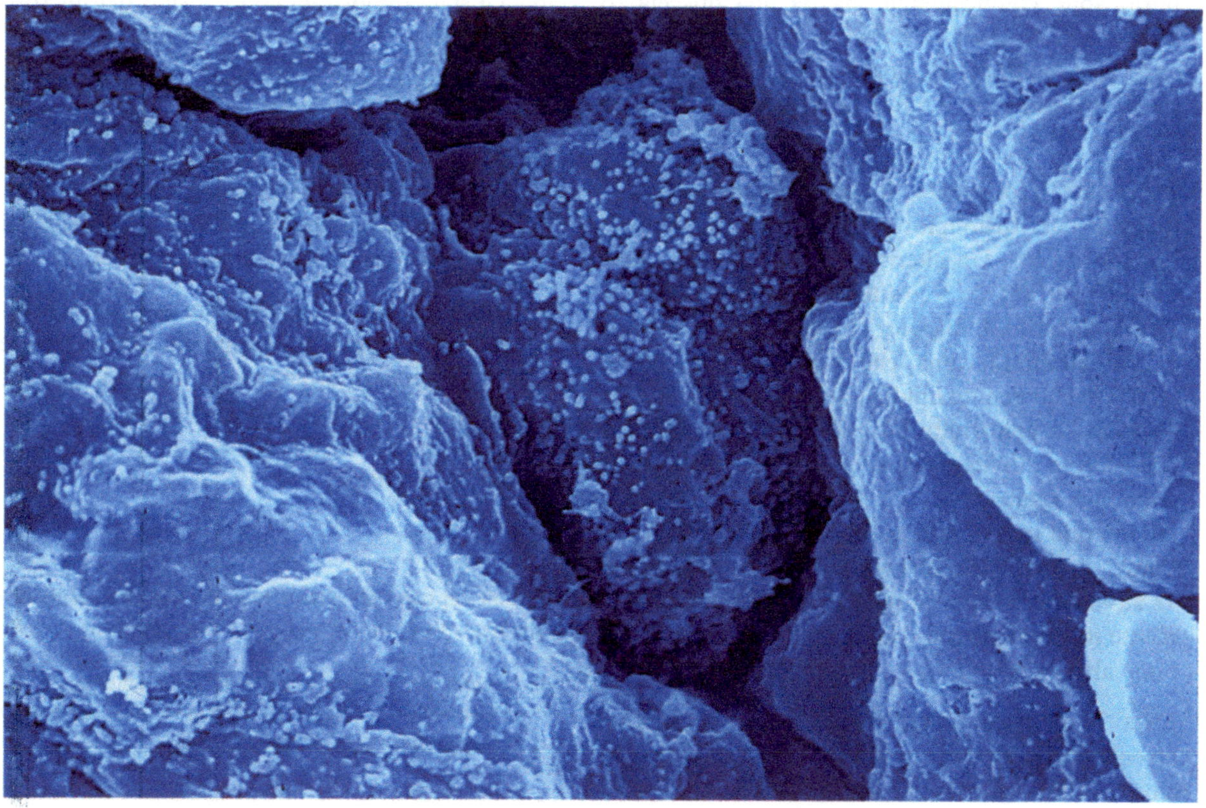

3. Biosintesi del surfattante (Figura 5)

Studi autoradiografici hanno dimostrato che i materiali per la biosintesi del surfattante vengono assunti da parte dei pneumociti di 2° tipo dal sangue. Per esempio si può dimostrare che, se si inietta per endovena un certo quantitativo di palmitato e colina marcati radioattivamente, questi composti possono essere rivelati dopo pochi minuti nel reticolo endoplasmatico e nell'apparato di Golgi dei pneumociti di 2° tipo.

E'possibile che i corpi lamellari, che rappresentano una forma di immagazzinamento del materiale tensioattivo sintetizzato, possano crescere di dimensioni per un processo di progressiva apposizione di materiale. Recenti studi hanno inoltre dimostrato che è possibile isolare i pneumociti di 2° tipo e che è possibile osservare in vitro le varie fasi della biosintesi del surfattante (van Golde, 1985).

Il surfattante non è costituito da un'unica molecola, purificabile chimicamente, ma da una miscela (o emulsione) di lipidi, in particolare fosfolipidi, proteine e carboidrati. Le proteine rappresentano circa il 10%, mentre i lipidi rappresentano circa il restante 90%.

Le lecitine (o fosfatidilcoline) costituiscono la quota maggiore dei fosfolipidi polmonari, di cui rappresentano il 65%. Un ulteriore 10% della quota lipidica del surfattante è costituito da colesterolo e fosfatidilglicerolo. Il maggior costituente delle lecitine è la dipalmitoil-lecitina, che in pratica rappresenta il 50% del contenuto lipidico del surfattante. Questa sostanza ha una struttura bipolare che le conferisce una elevata attività tensioattiva. Infatti gli atomi di ammonio quaternario, dei gruppi della colina, si immergono nello strato acquoso (fase acquosa) che riveste la superficie alveolare, mentre le catene a 18 atomi di carbonio degli acidi grassi sono altamente idrofobiche e si dispongono in direzione del lume alveolare.

Data la elevata quota di lecitine, il surfattante alveolare può assumere diversi stati di aggregazione. Infatti, grazie alla loro particolare struttura chimica, le lecitine possono presentarsi in diverse forme: fase gel, cosiddetto «cristallo liquido», film mono- o oligo-molecolare, micelle o liposomi.

Se i lipidi rappresentano il fattore dominante della costituzione del surfattante, le proteine hanno un loro ruolo di particolare importanza per una normale funzione del surfattante stesso. La funzione della componente proteica del surfattante è stata per lungo tempo controversa. Tuttavia al giorno d'oggi si riconosce che tale componente ha un ruolo indispensabile per la perfetta funzionalità del surfattante. La componente proteica è probabilmente costituita da tre gruppi di proteine, uno costituito da molecole simili all'albumina, con peso molecolare di 69.000 dalton, e due costituiti da molecole di 35.000 e 10.000 dalton di peso molecolare, rispettivamente.

La presenza nel surfattante di una componente glicidica è stata dimostrata con l'ausilio del microscopio elettronico e con metodi biochimici.

La componente proteica svolge probabilmente un ruolo nel determinare lo stato di aggregazione dei fosfolipidi, che varia continuamente dallo stato gel a quello liquido. Si è inoltre chiaramente dimostrato che la componente proteica non è costituita da albumina serica o da gammaglobuline.

La quantità totale di surfattante alveolare è assai limitata. Esso rappresenta appena il 3% dello spessore della barriera aria/sangue, avendo uno spessore di circa 500 Å come massimo. Su di un metro quadrato di superficie alveolare vi sono circa 50 mm^3 di surfattante.

Fig. 8
Struttura dei corpi lamellari osmiofili. Nel citoplasma di un ▷ pneumocita di 2° tipo si osservano numerosi granuli, delimitati da una membrana, contenenti strutture lamellari a variabile orientamento (frecce). Tra tali corpi lamellari, vi sono alcune cisterne del reticolo endoplasmatico e alcuni mitocondri, di cui si riconoscono le tipiche creste.
MET.
Ingrandimento 35000 ×.

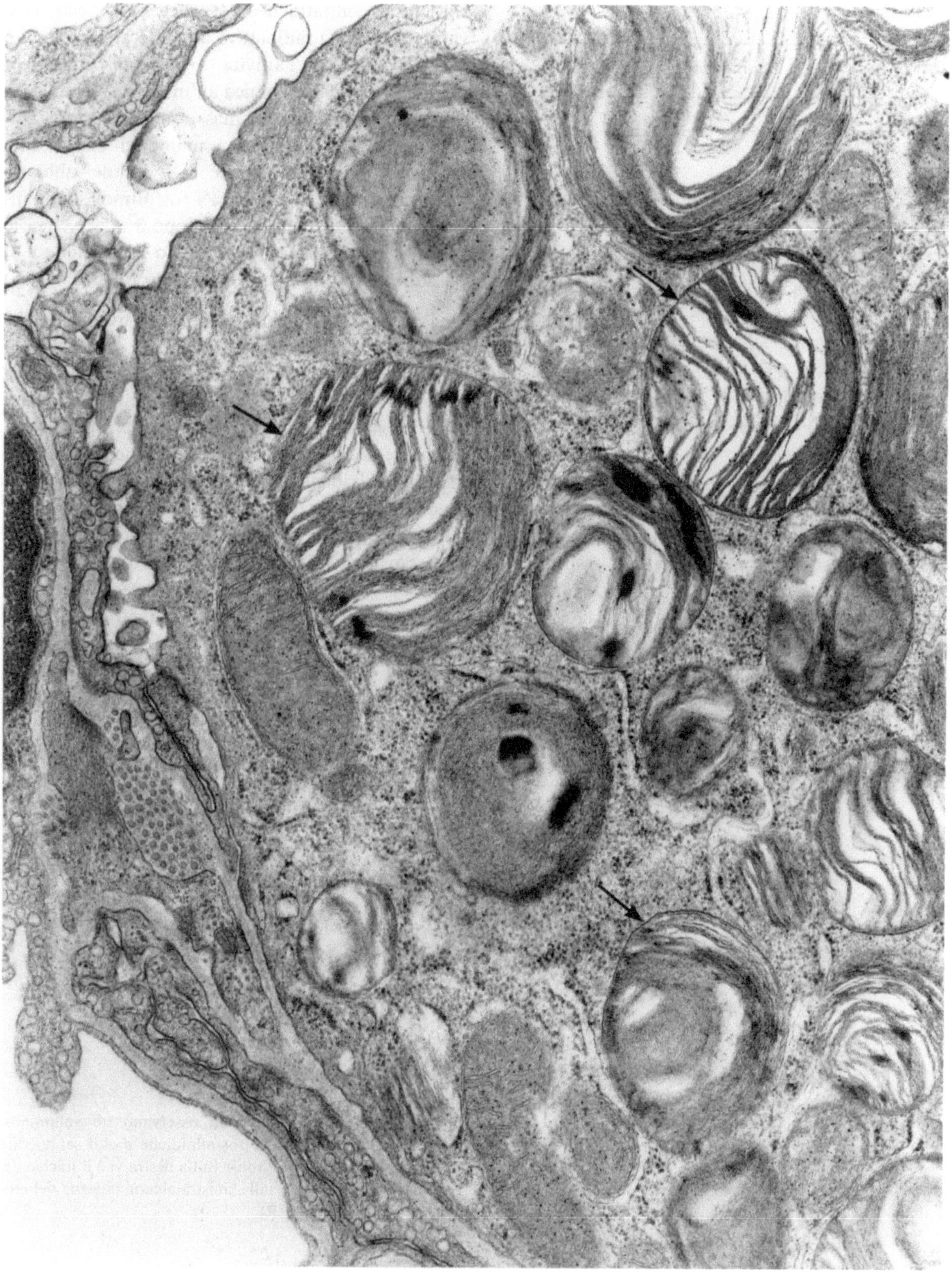

11

Tabella 1

Surfattante
90% lipidi di cui lecitina 65% colesterolo 10% fosfatildiglicerolo 10%
10% proteine
carboidrati

A proposito della biosintesi del surfattante è importante notare che esiste un meccanismo di riutilizzazione che consente ai pneumociti di 2° tipo di captare il surfattante dalla cavità alveolare per metabolizzarlo ulteriormente. Questo fatto è stato dimostrato da studi con surfattante e dipalmitoilfosfatidilcolina marcati con sostanze radioattive. Questi composti sono stati somministrati in forma di aerosol per via intratracheale e successivamente si è valutata l'attività radioattiva a livello alveolare. Si è notato così che l'attività veniva distribuita in maniera assai disomogenea all'interno degli alveoli: dopo due ore circa la massima attività era evidenziabile all'interno dei pneumociti di 2° tipo. E' quindi ipotizzabile che tali cellule abbiano assunto in maniera specifica i fosfolipidi somministrati. Inoltre si è notato che dopo 3-4 ore circa le sostanze radioattive abbandonano il polmone e si possono evidenziare invece a livello renale.

Questi studi hanno dimostrato che circa l'85% dei costituenti del surfattante vengono «riciclati» e quindi riutilizzati. In tal modo la necessità di una biosintesi ex-novo dei vari componenti del surfattante è ridotta al minimo. I fini meccanismi di questo processo di riutilizzo non sono ancora del tutto chiariti. Si ritiene che il riassorbimento avvenga mediante la captazione da parte delle cellule di singole molecole fosfolipidiche. Queste verrebbero successivamente metabolizzate: una parte specifica verrebbe quindi riutilizzata ed un'altra parte escreta e riversata nel torrente circolatorio. In tal modo la produzione di surfattante avviene in parte mediante riutilizzo di substrati, in parte mediante la sintesi ex-novo di altre componenti (Jobe e Jacobs, 1984).

Fig. 9
Struttura dei corpi lamellari. Si osservano tre voluminosi ▷ corpi lamellari, con lamelle fosfolipidiche molto scure (cioè di elevata densità agli elettroni). Sulla destra vi è il nucleo del pneumocita di 2° tipo e sulla sinistra alcune cisterne del reticolo endoplasmatico. (ER).
MET.
Ingrandimento 29000 ×.

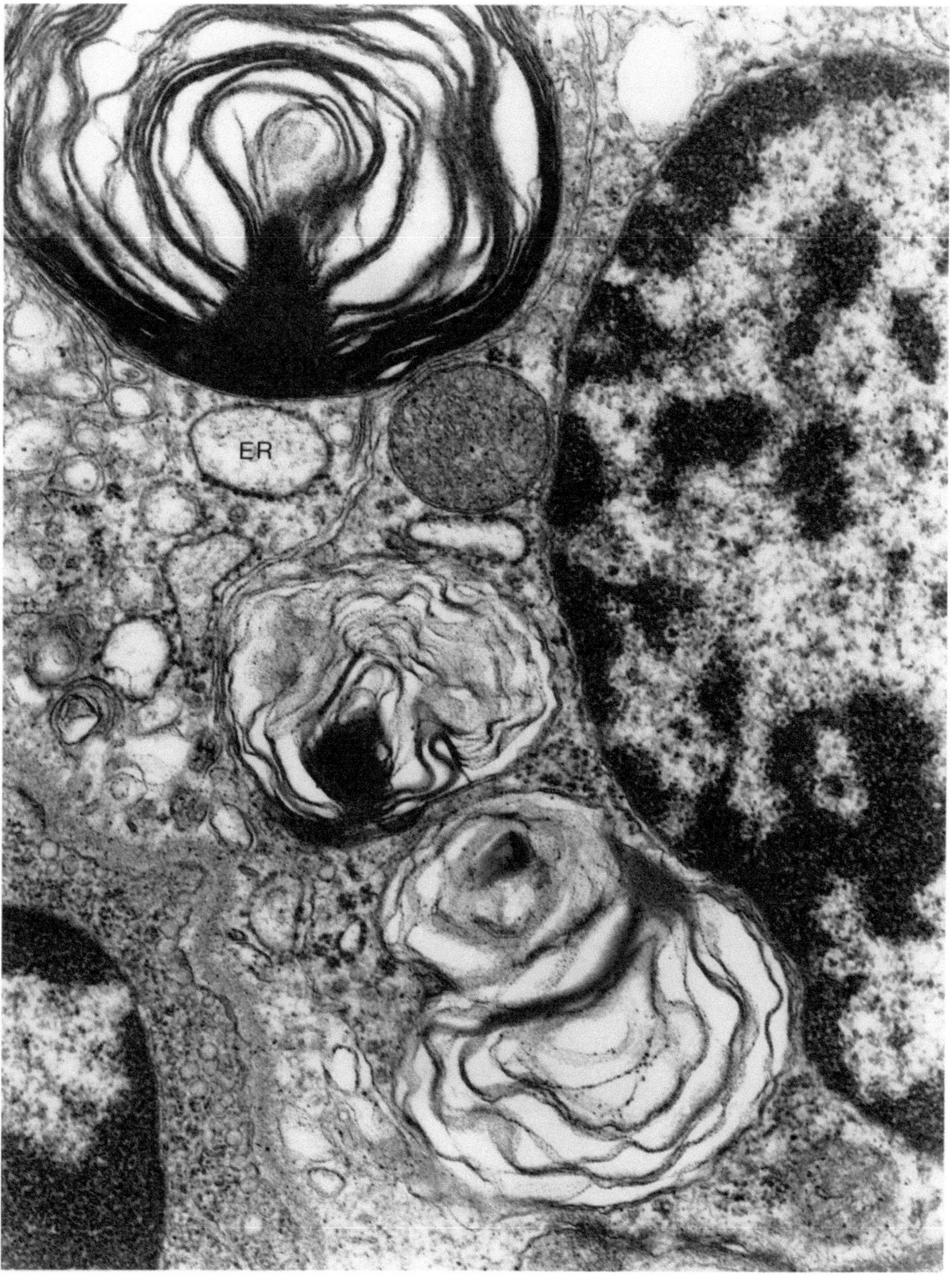
ER

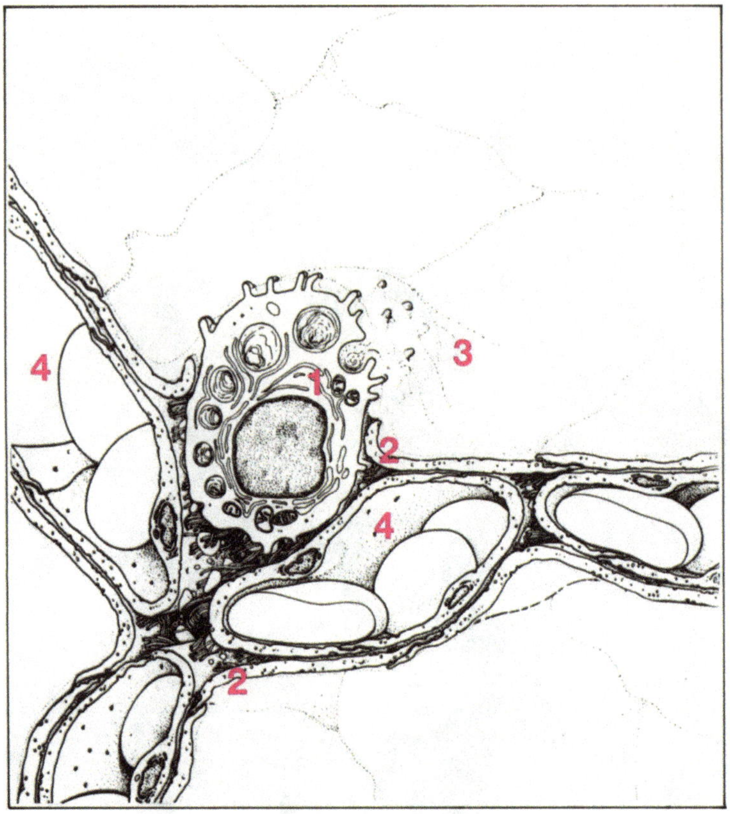

Fig. 10
Diffusione del surfattante sulla superficie alveolare. Il surfattante prodotto e secreto dal pneumocita di 2° tipo diffonde sulla superficie alveolare, riducendo le asperità, le nicchie e gli angoli troppo acuti. Alcuni microvilli del pneumocita di 2° tipo sporgono al di sopra del film di surfattante.

1) Pneumocita di 1° tipo.
2) Pneumocita di 2° tipo.
3) Film di surfattante.
4) Capillari alveolari.

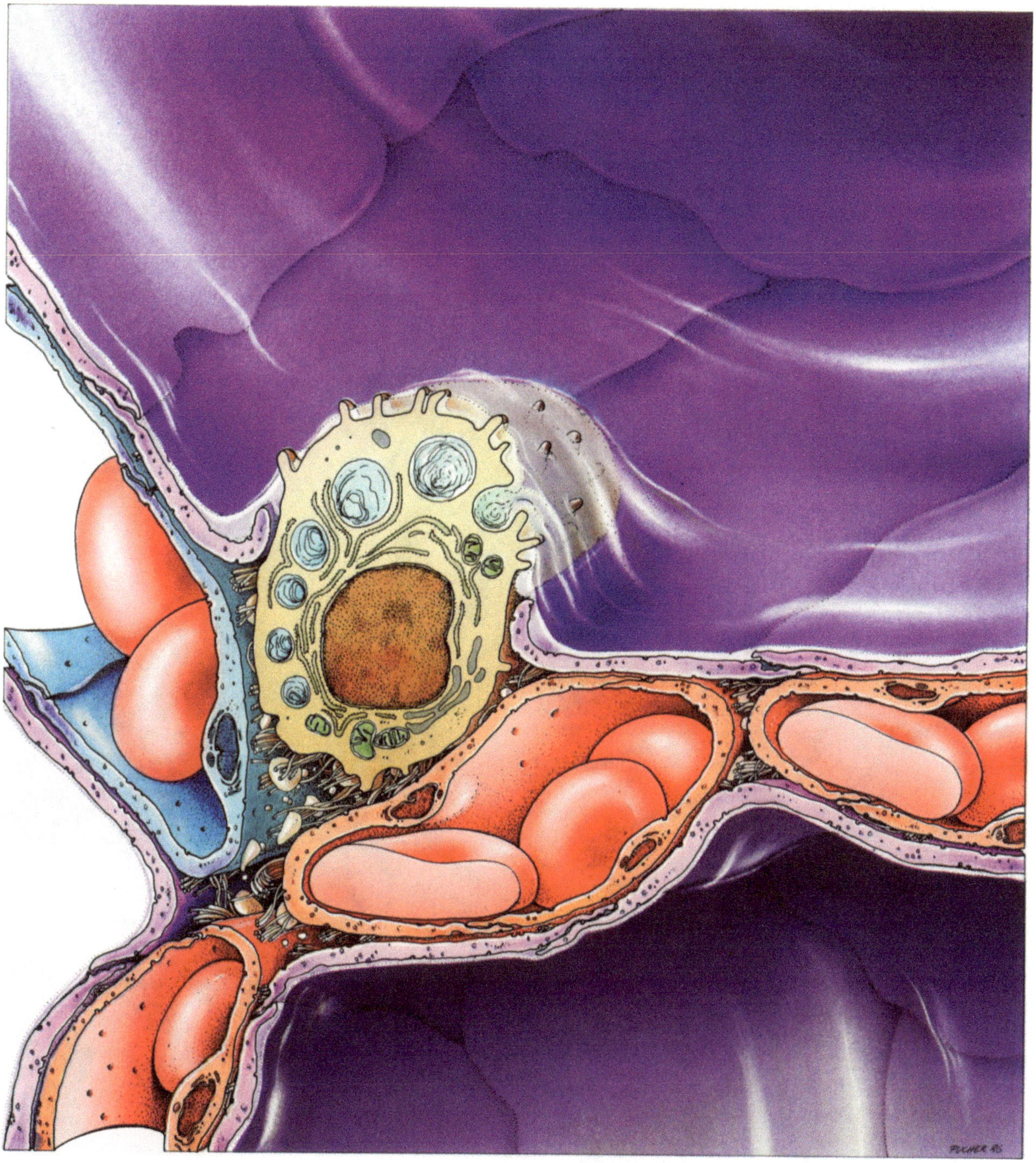

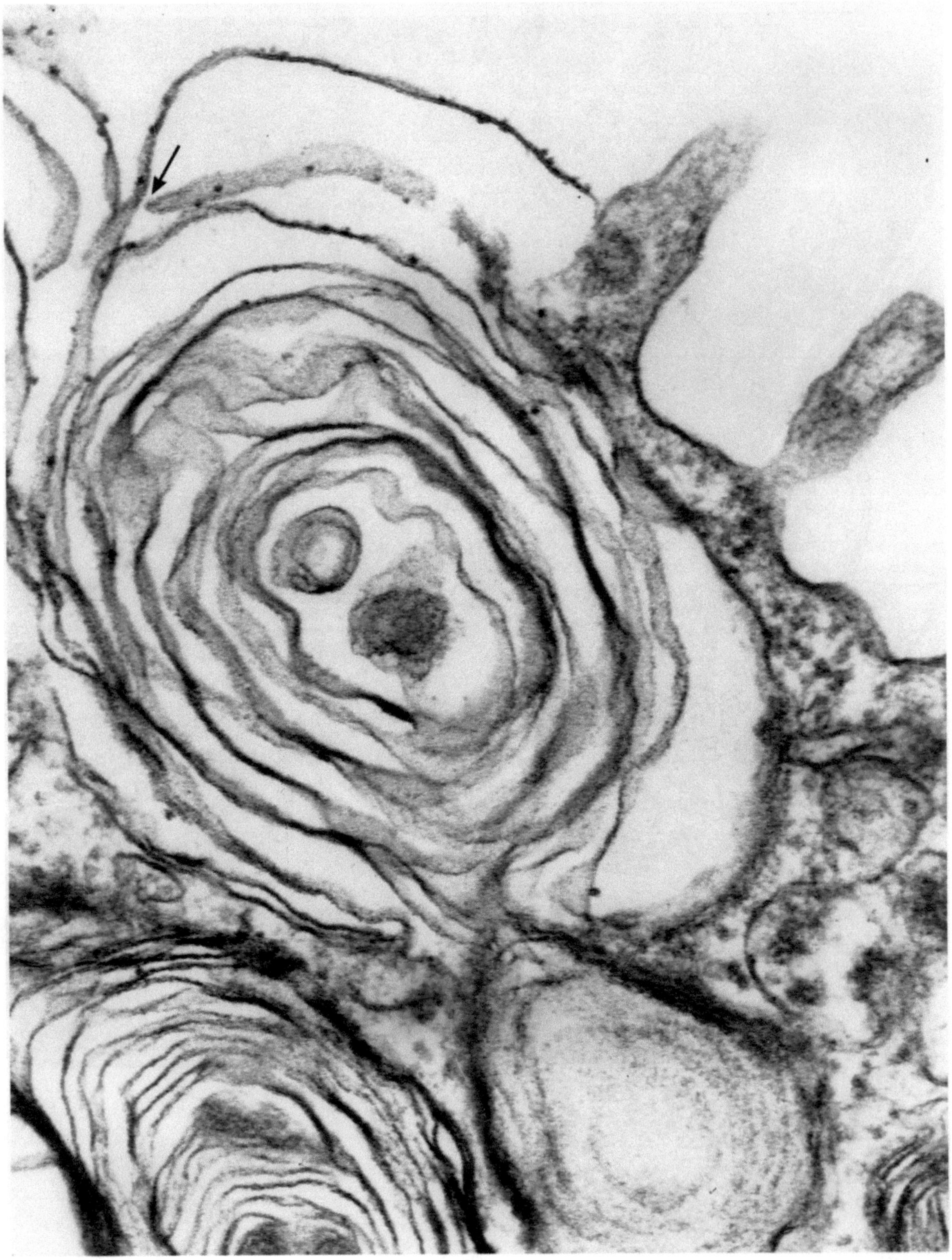

16

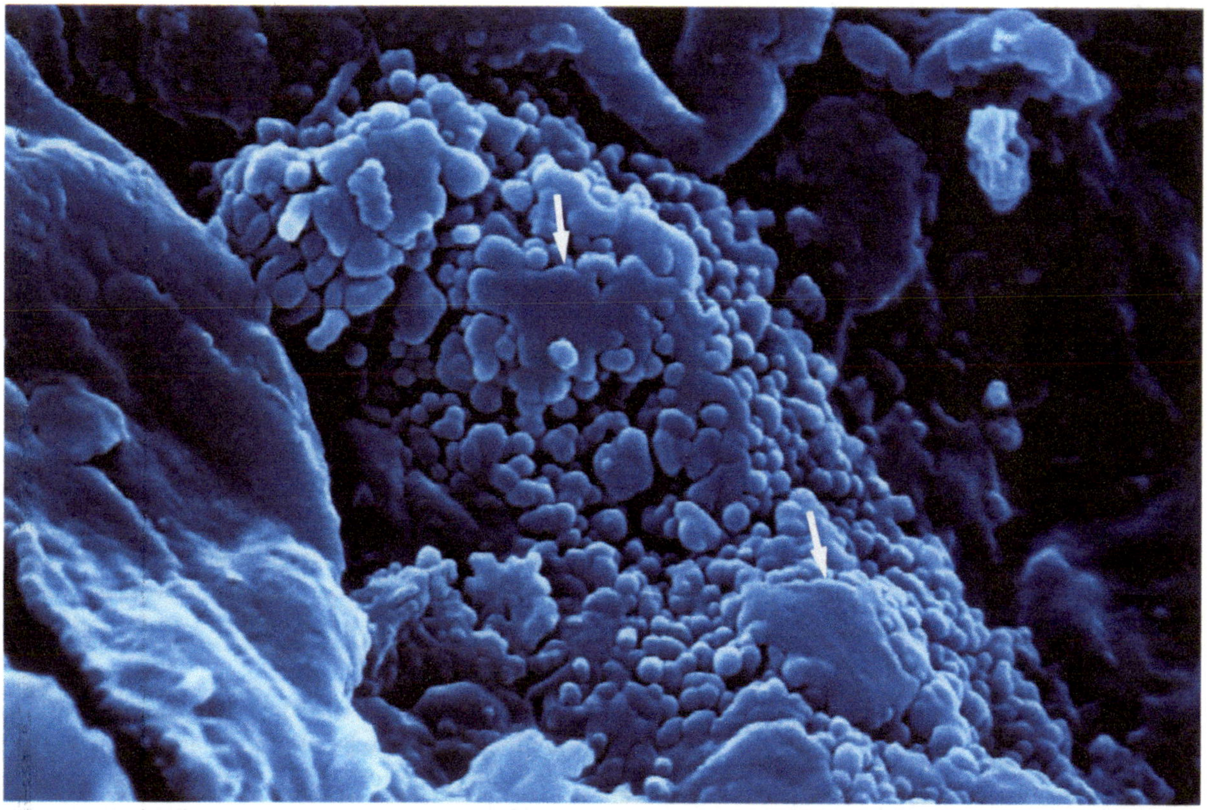

◁ Fig. 11
Secrezione del surfattante. Quando i corpi lamellari giungono in contatto con la membrana cellulare, questa si rompe al di sopra di essi (freccia) e le sostanze contenute nel corpo lamellare stesso vengono riversate all'esterno.
MET.
Ingrandimento 160000 ×.

Fig. 12
Superficie di un pneumocita di 2° tipo in fase di secrezione del surfattante. Le frecce indicano i punti in cui si riconoscono due masserelle di surfattante nel momento della sua secrezione all'esterno. Le altre strutture circostanti sono i microvilli superficiali.
MES.
Ingrandimento 8300 ×.

3.1. Controllo della produzione di surfattante

I meccanismi di controllo della secrezione di surfattante non sono ancora completamente chiariti. Negli adulti, l'aumento del volume corrente durante la respirazione determina un aumento del surfattante alveolare. Studi sperimentali indicano che acetilcolina, prostaglandine e altri mediatori sono deputati alla regolazione della secrezione di surfattante.

Le vie di eliminazione del surfattante dagli alveoli sono state analizzate con metodi autoradiografici da Kalina e Young (1980) e possono esser così riassunte:

1) eliminazione del surfattante attraverso il sistema bronchiale;
2) eliminazione per fagocitosi da parte dei macrofagi alveolari, che possono catabolizzare i vari componenti;
3) eliminazione del surfattante attraverso il sistema linfatico.

E' possibile che questi sistemi di eliminazione operino in combinazione fra loro.

4. Fisiologia del surfattante

Il surfattante si dispone sulla superficie alveolare formandovi un sottile strato (film) monomolecolare. Si può affermare, e vedremo in seguito perchè, che durante le fasi di inspirazione ed espirazione questo film di surfattante riduce in maniera dinamica la tensione superficiale a livello della superficie di separazione tra aria ed acqua. In questo modo il surfattante rappresenta un fattore fondamentale per la stabilità della struttura alveolare e bronchiolare.

L'attività tensioattiva del surfattante dipende dalla struttura bipolare delle molecole di lecitina e dei vari fosfolipioli.

La superficie che separa un liquido da un gas (cioè due fasi, una acquosa e una gassosa) viene definita interfaccia. Possiamo ora fare alcune considerazione fisiche a riguardo di tale interfaccia. Quando si vuole estenderne l'ampiezza, occorre compiere un lavoro per vincere la naturale forza di coesione delle molecole del liquido poste a livello della interfaccia stessa. Queste forze di coesione non agiscono solamente tra le molecole dello strato più superficiale, ma anche tra quelle profonde, all'interno della fase liquida.

Quando dunque si espande una interfaccia occorre anche richiamare un certo numero di molecole dall'interno del liquido verso la sua superficie. Per fare ciò è necessario vincere le citate forze di coesione e quindi compiere un ulteriore lavoro. Le molecole richiamate verso l'interfaccia, acquistano quindi una energia potenziale che è maggiore di quella posseduta dalle molecole «profonde». La loro energia potenziale è infatti maggiorata di un fattore equivalente al lavoro compiuto su di esse per portarle in superficie. Questa energia viene detta energia di superficie o tensione superficiale. La tensione superficiale può essere anche definita come quel lavoro che è necessario compiere per estendere una determinata interfaccia di una unità di superficie.

La tensione superficiale possiede alcune caratteristiche quali:

- tende a ridurre sempre al minimo l'estensione di una interfaccia;
- può essere variata con un apporto o una riduzione di energia;
- si riduce con l'aumentare della temperatura.

La formazione delle gocce e della schiuma dipende dalle forze di tensione superficiale.

L'importanza fisiologica del surfattante è posta in particolare evidenza dalla ipotesi evolutiva (filogenetica) di Farrel (1982) a riguardo della evoluzione della respirazione polmonare con scambio gassoso a livello alveolare. Secondo tale ipotesi infatti, la respirazione polmonare è potuta evolvere solo dal momento in cui sono comparsi i fosfolipidi tensioattivi a livello alveolare.

A livello polmonare le forze di tensione superficiale tendono a ridurre la interfaccia aria/acqua a livello alveolare, rimpicciolendo gli alveoli cioè riducendone il raggio di curvatura. Durante la inspirazione si ha un aumento della distensione del tessuto polmonare ad opera della muscolatura respiratoria, mentre durante l'espirazione le forze di tensione superficiale tendono a far collassare il polmone. La tensione superficiale, con la sua tendenza a ridurre l'estensione e la curvatura delle interfacce aria/gas, determina una pressione intralveolare (P) con conseguente compressione dell'aria inspirata. Questa pressione è direttamente proporzionale alla tensione superficiale (T) e inversamente proporzionale al raggio (R) di curvatura degli alveoli, come indicato dalla legge di Laplace:

$P = 2\,T/R.$

La pressione P viene anche definita pressione di collasso degli alveoli (Sanderson, 1976).

Misurazioni sperimentali hanno dimostrato che l'azione delle sostanze tensioattive si riduce durante l'estensione di una interfaccia, mentre aumenta durante la sua riduzione. In questo modo durante l'espirazione le sostanze tensioattive tendono a ridurre la tensione superficiale.

In base agli studi di von Ebert (1978) si può affermare, inoltre, che il gioco delle forze di tensione superficiale alveolare svolge un importante ruolo nella stabilizzazione dei tratti più periferici del sistema bronchiale. In tali distretti i bronchi non hanno più alcuna impalcatura cartilaginea e sono costituiti solo da un epitelio superficiale, da un sottostante tessuto connettivale lasso ricco di vasi e da uno strato di muscolatura liscia. L'adattamento del lume bronchiale nelle fasi di inspirazione ed espirazione può venire spiegato quindi solamente con l'intervento di sostanze tensioattive che ne regolino la tensione superficiale.

Il surfattante è di importanza fondamentale per la esecuzione dei primi atti respiratori da parte del neonato. Quando il polmone non ha ancora respirato, la tensione superficiale alveolare è al suo massimo. E' probabile che prima della nascita si abbia una produzione particolarmente abbondante di surfattante, eccessiva rispetto alle necessità. Tale materiale in eccesso, che non si distende sulla superficie alveolare, viene successivamente eliminato ad opera dei macrofagi alveolari (von Eckert e coll., 1983).

Durante lo sviluppo embrionale, la produzione di surfattante inizia presto e aumenta molto rapidamente dalla 35° settimana di gestazione in poi. Nel caso di una nascita prematura, prima di tale termine, la produzione di surfattante è ancora insufficiente e non ci si può aspettare una apertura degli alveoli, se non si interviene terapeuticamente stimolando la maturazione dei pneumociti di 2° tipo e la produzione di surfattante. Per questo motivo si ritiene che la maturazione dell'epitelio alveolare e la sua capacità di produrre surfattante siano uno dei più importanti criteri di maturità di un neonato prematuro.

5. Morfologia del surfattante a livello alveolare (Figure 12–16)

L'aspetto morfologico del surfattante a livello alveolare è stato descritto per la prima volta da Weibel (1970). Tale Autore postula che sulla superficie alveolare vi sia un doppio strato di liquidi. A diretto contatto con la superficie epiteliale vi è uno strato basale di variabile ampiezza, costituito da liquido a bassa densità. Tale strato permette di uniformare la superficie delle cellule, riducendone le irregolarità. Al di sopra di esso, a livello dell'interfaccia aria/liquido, vi è un secondo strato, sottile, ma relativamente consistente. Questo strato o film superficiale appare più o meno continuo e unico. Al microscopio elettronico lo strato basale appare normalmente di aspetto omogeneo con occasionali corpi densi di variabili dimensioni e densità.

Le molecole del film superficiale possono esser distinte in «esterne» e profonde. Le prime, a diretto contatto con l'aria alveolare (rappresentano perciò la vera interfaccia aria/liquido), posseggono una energia maggiore rispetto a quelle situate più profondamente. Sono proprio le molecole «esterne» le responsabili della tensione superficiale alveolare. Esse tendono continuamente ad assumere uno stato con minore energia (così come una palla tende sempre a raggiungere la posizione più bassa, cioé con minore energia potenziale). Quindi il film superficiale tenderebbe a ricondurre l'interfaccia in forma di goccia, che è la forma ad energia più bassa che ogni liquido possa assumere. Infatti la goccia rappresenta la forma in cui si ha la massima massa di liquido, con la più piccola superficie possibile. Le molecole del surfattante, prodotte dai pneumociti di 2° tipo, si dispongono a livello dello strato esterno del film superficiale in maniera analoga ad una goccia d'olio che si distende quando viene deposta su una superficie acquosa. Questa disposizione del surfattante è determinata dalla

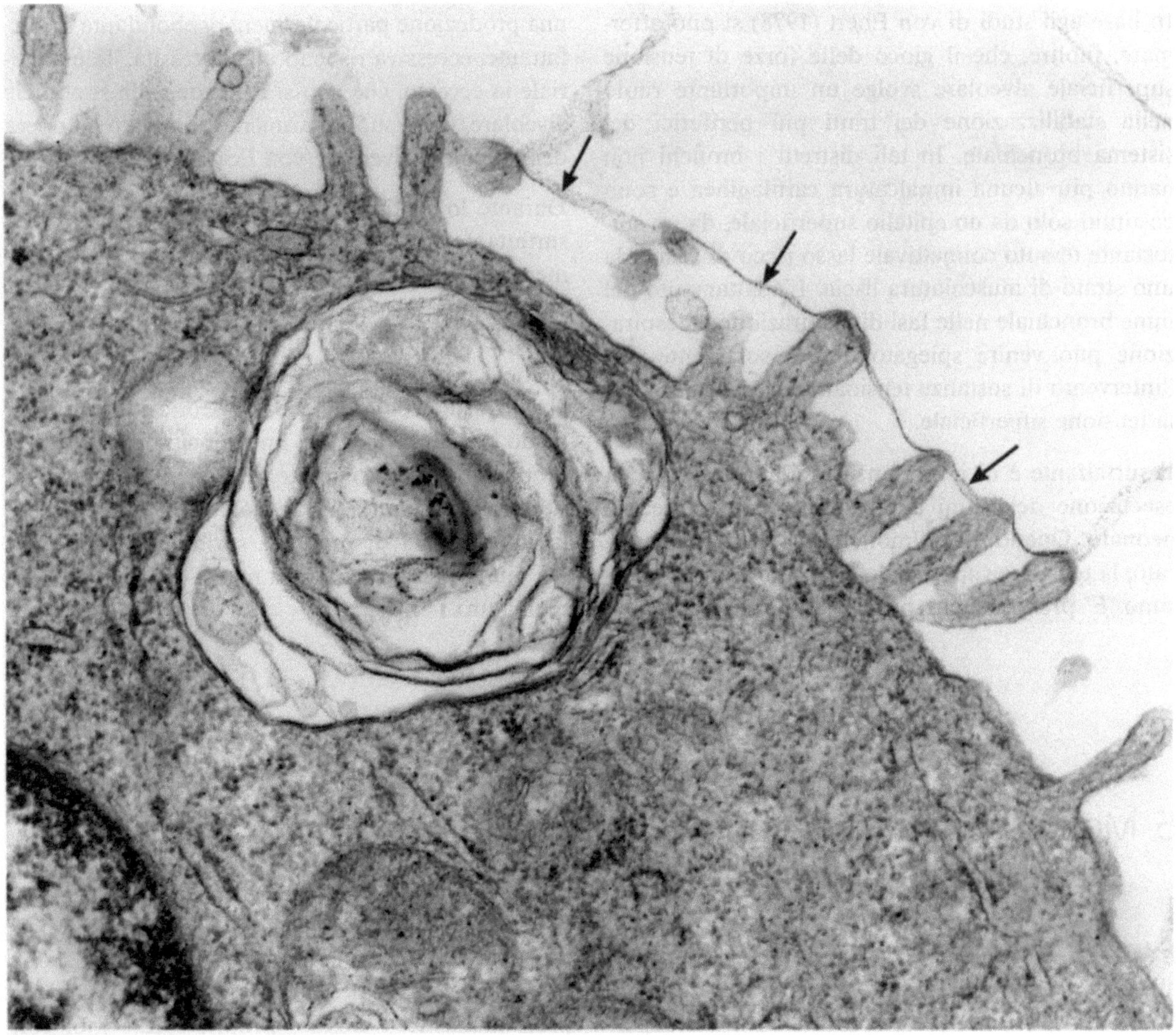

Fig. 13
Distribuzione del surfattante alla superficie di un pneumocita di 2° tipo. Dopo che il surfattante viene secreto all'esterno, esso si dispone come un sottile film (frecce) che ricopre la superficie epiteliale. I microvilli superficiali di questo pneumocita di 2° tipo in parte sollevano il film di surfattante e in parte vi passano attraverso. Immediatamente al di sotto della membrana basale si osserva un corpo lamellare osmiofilo.
MET.
Ingrandimento 56000 ×.

Fig. 14
Parete alveolare con film di surfattante. Al di sopra della ▷ lamina citoplasmatica di un pneumocita di 1° tipo si osserva il film monomolecolare di surfattante (frecce). A livello del film di surfattante si riconosce una zona basale più scura e una zona superficiale più chiara e di aspetto granulare. Nel citoplasma del pneumocita di 1° tipo vi sono alcune vescicole di pinocitosi. Il pneumocita è separato dal sottostante endotelio (EN) di un capillare alveolare da un'unica membrana basale (BL). Nel citoplasma della cellula endoteliale si osservano numerose vescicole di pinocitosi.
MET.
Ingrandimento 240000 ×.

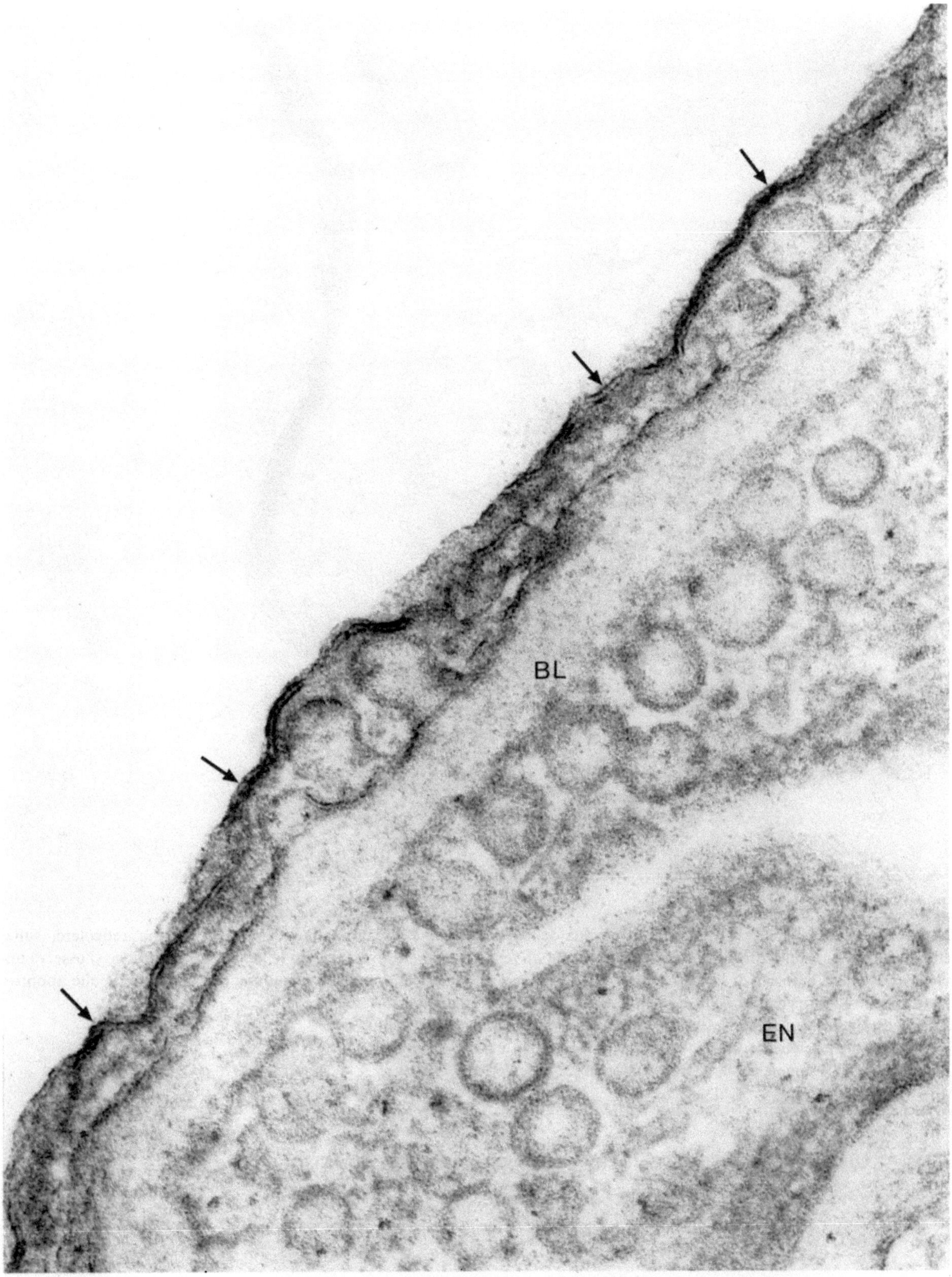
BL
EN

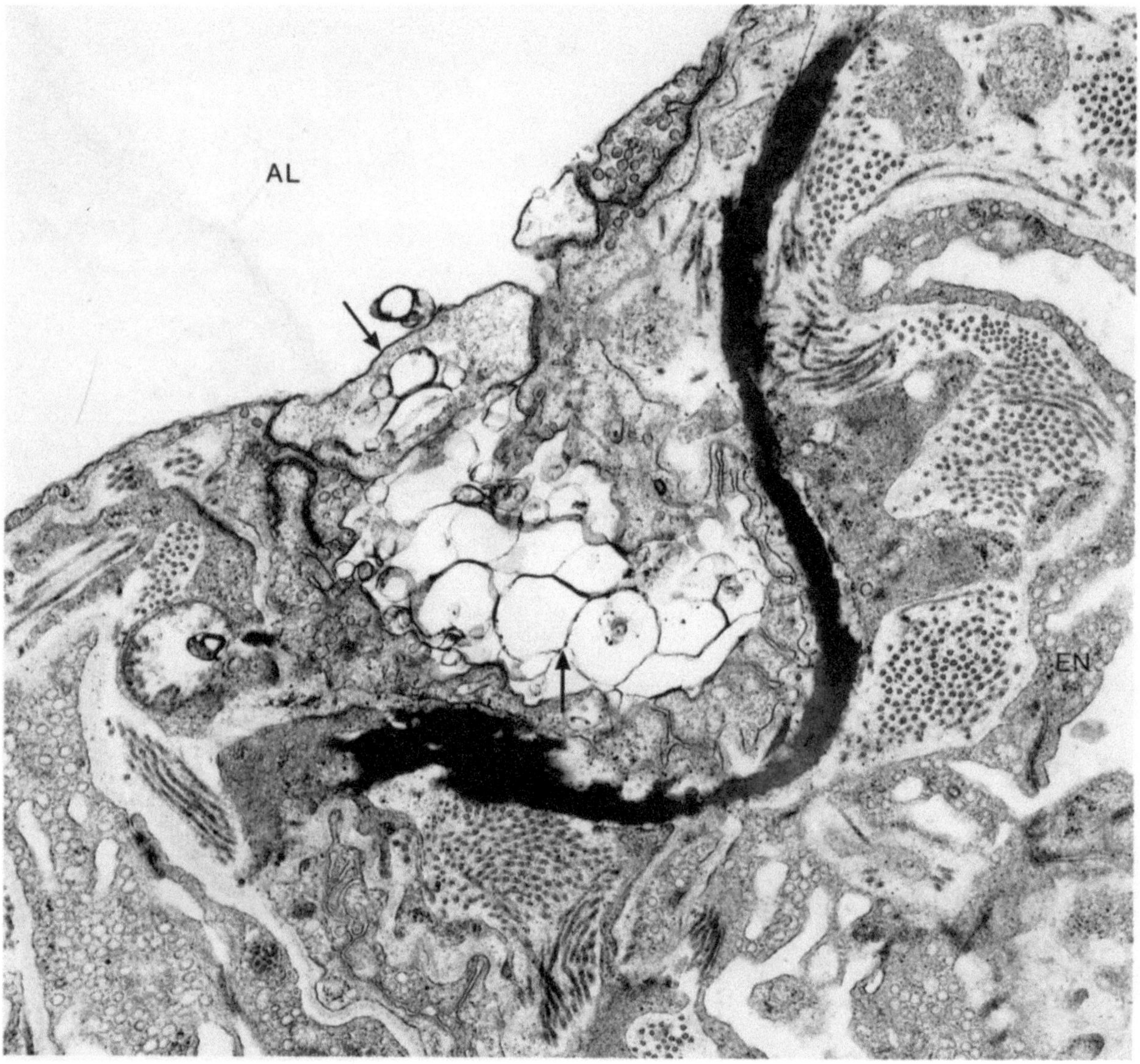

Fig. 15
Disposizione del surfattante a livello di una nicchia dell'epitelio alveolare. I fosfolipidi sono disposti sia in forma di vescicole (frecce) sia in forma di sottili membrane. Il surfattante tende a ridurre le irregolarità della superficie alveolare. Al di sotto dell'epitelio si osserva il tessuto interstiziale ricco di fibre collagene, contenente una voluminosa fibra elastica e un capillare (AL = lume alveolare; EN = endotelio).
MET.
Ingrandimento 35 000 ×.

Fig. 16
Lamine di surfattante disposte in forma reticolare, sulla ▷ superficie alveolare. Tra le lamine fosfolipidiche si osserva un materiale finemente granulare, che corrisponde alle apoproteine del surfattante.
MET.
Ingrandimento 65 000 ×.

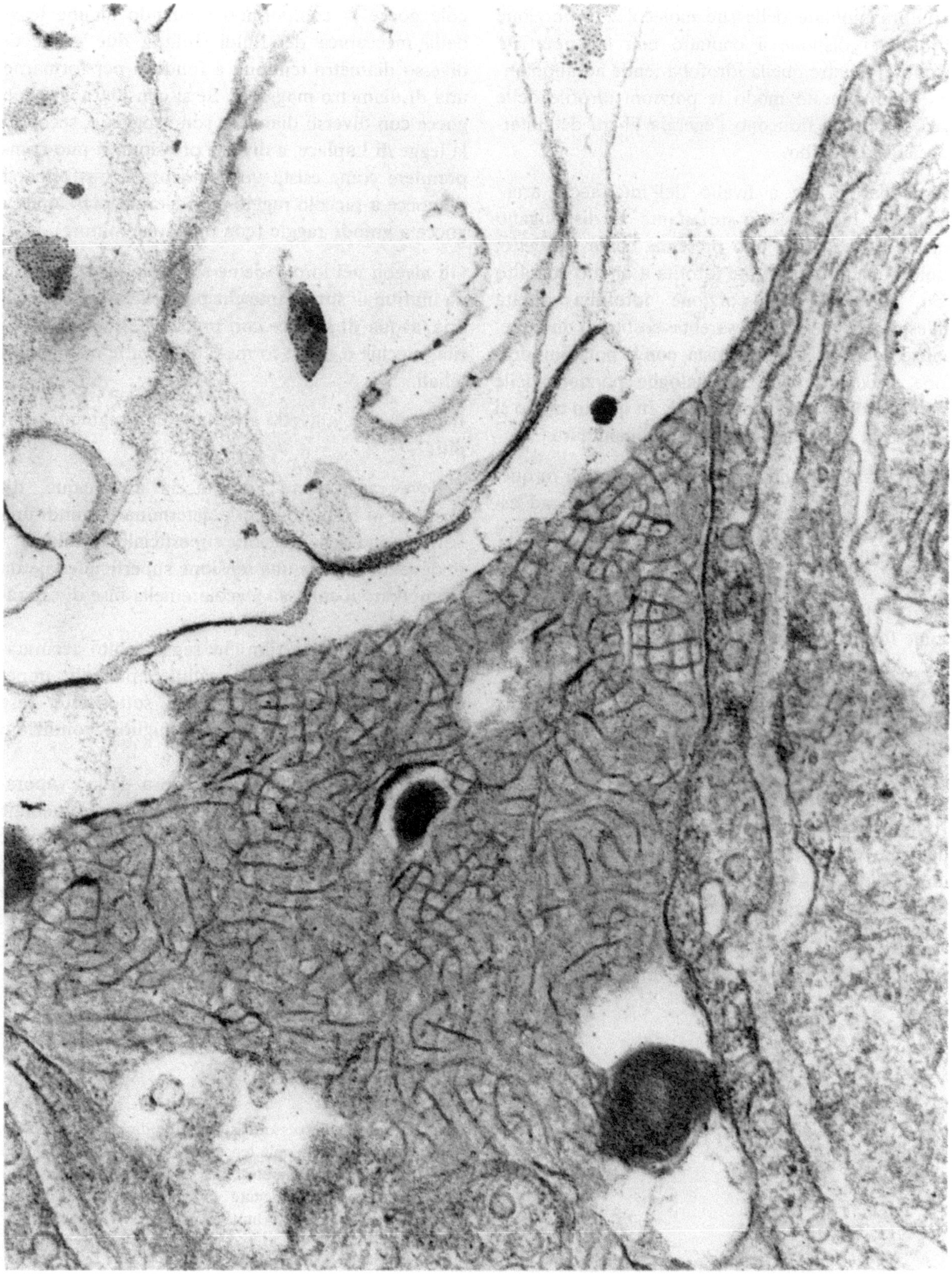

struttura bipolare delle sue molecole: la porzione idrofila si dispone a contatto con la superficie acquosa, mentre quella idrofoba tende ad allontanarsene. In questo modo le porzioni idrofile delle varie molecole riducono l'energia libera dell'interfaccia aria/liquido.

E' probabile che a livello dell'interfaccia aria/acqua le molecole di surfattante si dispongano anche in due strati: uno presenta, come già detto, molecole con la porzione idrofila a diretto contatto con l'acqua e la porzione idrofoba diretta all'esterno; l'altro strato sarebbe costituito da molecole con disposizione opposta, con le porzioni idrofobe a contatto con le analoghe porzioni delle molecole dello strato sottostante. In questo modo si realizza in pratica una membrana bilaminare.

Il surfattante, quando non viene a disporsi in questa forma di membrana bilaminare, tende ad assumere la forma a più basso contenuto energetico, e cioè quello a goccia. Il surfattante prodotto in eccesso si dispone in gocce che, viste in sezione al microscopio elettronico a trasmissione, appaiono come formazioni rotondeggianti di diametro variabile. Anche in questa forma il surfattante mantiene la disposizione a strati idrofili ed idrofobi sovrapposti, analogamente a quanto accade quando si trova in forma di film superficiale. Queste gocce di surfattante sono state definite con il termine «pneu» da Schneider (1980). Con tale termine si vuole indicare una formazione a goccia, delimitata da un involucro facilmente deformabile contenente un materiale liquido o gassoso, a sua volta immersa in un medium liquido o gassoso.

Durante le fasi del trasporto di queste gocce di surfattante all'interno del sistema bronchiale, le singole gocce si comportano seguendo alcune leggi della meccanica dei fluidi. Infatti, due gocce di diverso diametro tendono a fondersi per formarne una di diametro maggiore. Se si considera che due gocce con diverso diametro sono soggette, secondo la legge di Laplace, a diverse pressioni, si può comprendere come esista una tendenza a trasformarsi da gocce a piccolo raggio (con elevata pressione) a gocce a grande raggio (con pressione minore).

Gli alveoli nel loro insieme sono quindi tappezzati da un film di surfattante che permette all'interfaccia aria/acqua di seguire con precisione tutte le asperità, nicchie e cripte formate dalle varie cellule epiteliali.

Il surfattante, a livello alveolare, ha i seguenti compiti:

- deve raggiungere l'interfaccia aria/acqua, disporsi in forma di film e determinare quindi una riduzione della tensione superficiale alveolare;
- deve mantenere una tensione superficiale tale da impedire il collasso alveolare nella fase di espirazione;
- deve formare un film che segua molto accuratamente il profilo delle cellule epiteliali, impedendo un accumulo della sottostante fase acquosa, per permettere le migliori condizioni per la diffusione dei gas;
- deve proteggere la fase acquosa dalla evaporazione. Anche questa funzione è di fondamentale importanza fisiologica. Infatti, la ventilazione polmonare determinerebbe la rapida essiccazione della superficie alveolare, rendendola facilmente aggredibile da parte di diversi agenti esogeni. In questo senso il surfattante svolge anche un compito di difesa della struttura alveolare.

Fig. 17
Eliminazione dell'eccesso di surfattante da parte dei macrofagi alveolari. Il materiale tensioattivo che non si è disposto in forma di film monomolecolare, assume un aspetto granulare (frecce), viene fagocitato e incluso nel citoplasma dei macrofagi alveolari (AL = lume alveolare; MA = macrofago). MET.
Ingrandimento 4300 ×. ▷

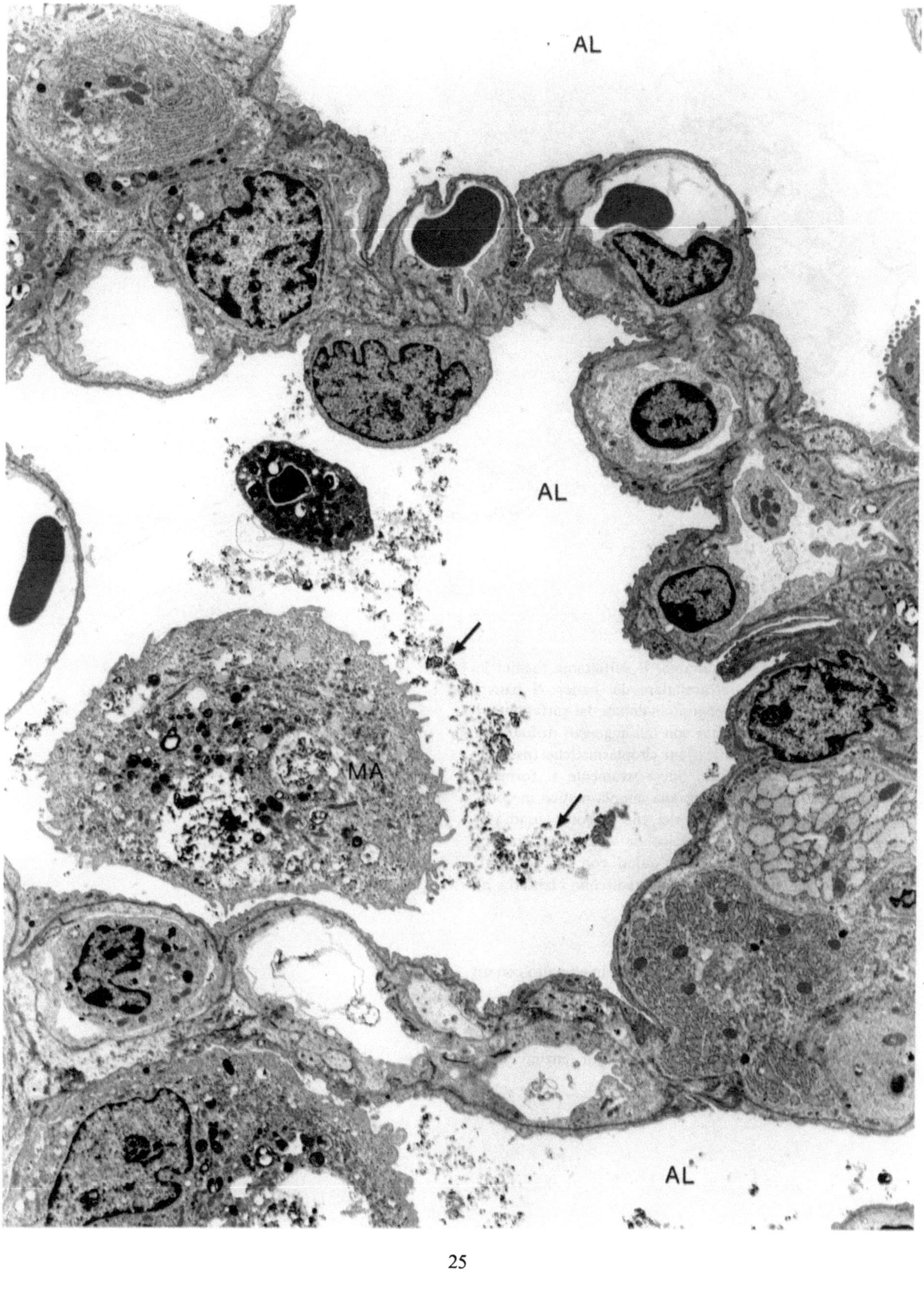
AL
AL
MA
AL

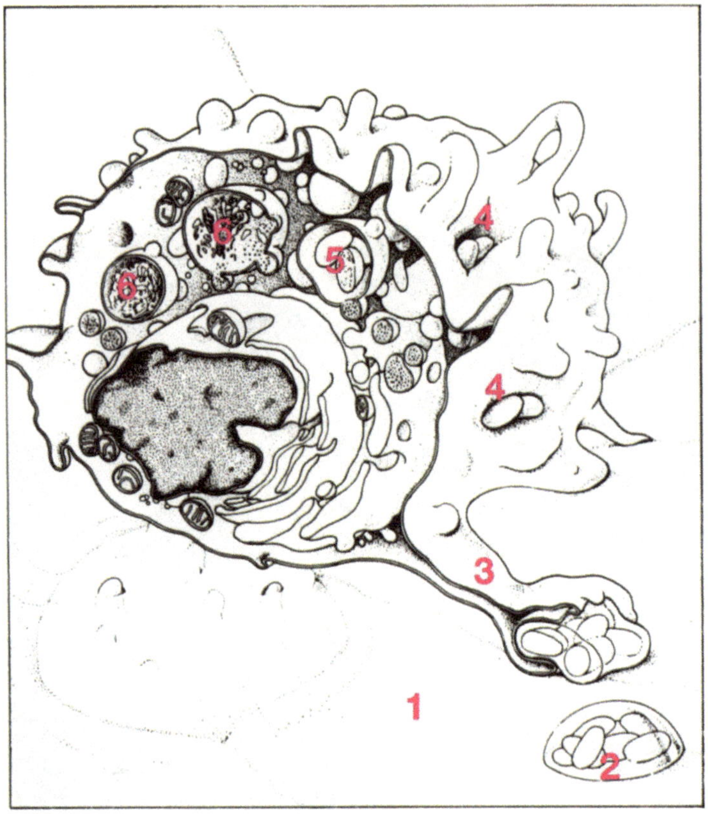

Fig. 18

Funzione difensiva del surfattante. Il surfattante facilita la fagocitosi e l'uccisione intracellulare dei batteri. I batteri giunti nel lume alveolare vengono inglobati dal surfattante. I macrofagi entrano in contatto con tali aggregati di batteri e surfattante mediante estroflessioni citoplasmatiche (pseudopodi) di variabile lunghezza. Successivamente si formano delle invaginazioni della membrana citoplasmatica in corrispondenza di tali aggregati batterici, che vengono quindi rinchiusi in una formazione vescicolare endocitoplasmatica (fagosoma). I fagosomi si fondono quindi con i lisosomi primari che liberano enzimi litici che aggrediscono i batteri e ne determinano la lisi.

1) Superficie dell'epitelio alveolare.
2) Aggregato di batteri e surfattante.
3) Pseudopodo di un macrofago alveolare in contatto con un aggregato batterico.
4) Fagosoma contenente batteri, nel momento della fusione con i lisosomi.
5) Distruzione dei batteri ad opera degli enzimi litici, all'interno di un fagolisosoma.

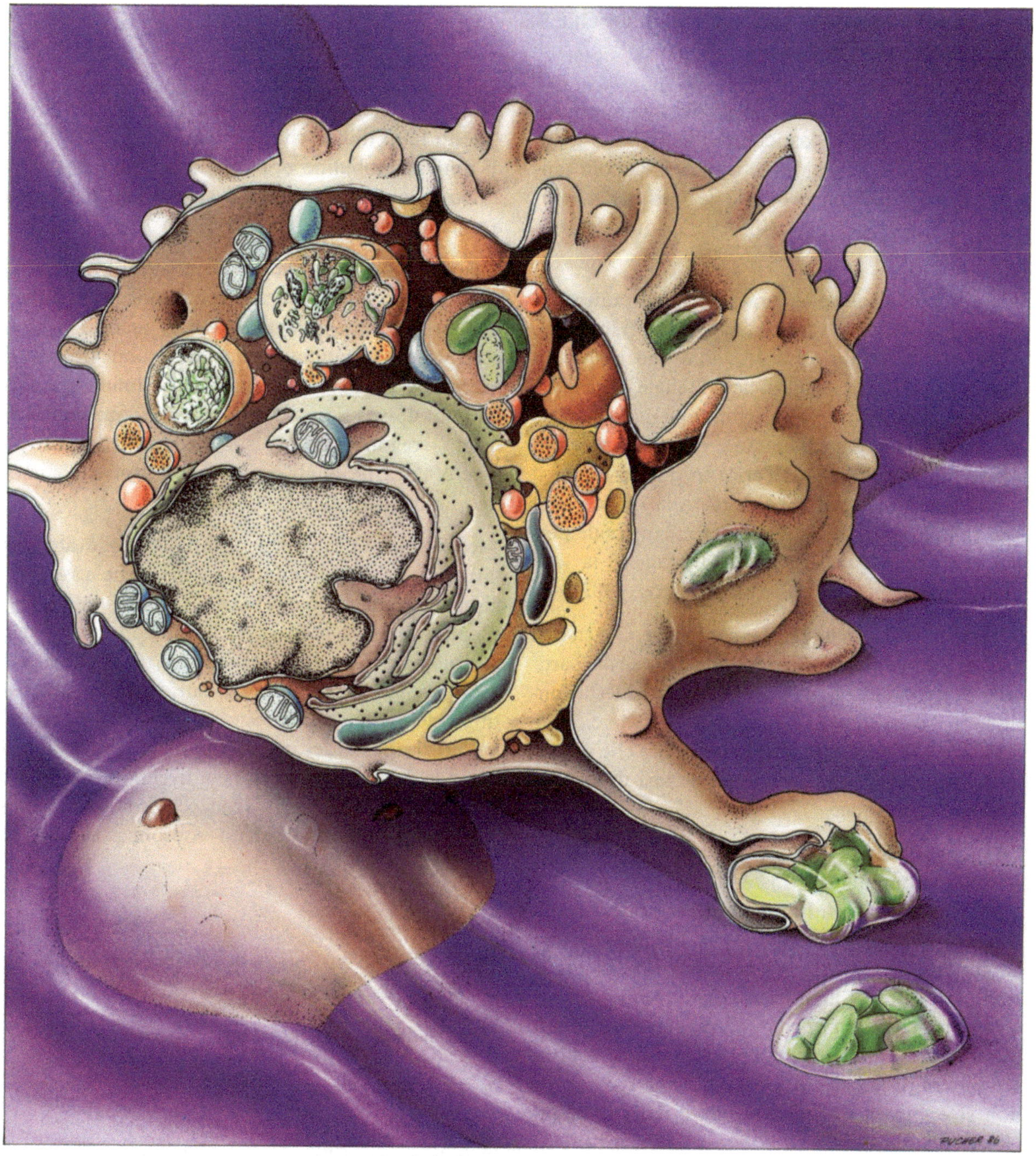

5.1. Surfattante e meccanismi di difesa (Figure 17–19)

Gli alveoli polmonari sono particolarmente esposti all'azione di sostanze tossiche che vi possono giungere tramite l'aria inspirata o tramite il circolo sanguigno. E' quindi importante che vi siano meccanismi di difesa per neutralizzare l'azione dei vari agenti patogeni.

Il surfattante viene considerato un importantissimo fattore locale di protezione alveolare (Jorstand, 1984). Infatti il film di surfattante che riveste in maniera continua la superficie epiteliale impedisce il diretto contatto tra la superficie epiteliale stessa e gli agenti infettivi, quali batteri e virus, che possono venire inspirati insieme all'aria. In questo modo il surfattante impedisce quei meccansmi di adesione alle cellule epiteliali, che sono fondamentali perchè tali agenti patogeni possano svolgere la loro azione (Morgenroth, Opferkuch, Herzog, 1982).

Inoltre, il surfattante scorre dagli alveoli verso il sistema bronchiolare trasportando con sè le particelle di materiale che vi si depositano. Questa funzione di «clearance» sembra sia legata alle cicliche modificazioni della tensione superficiale che si verificano a livello alveolare durante le fasi di inspirazione ed espirazione.

Con metodiche di lavaggio alveolare è possibile ottenere campioni di materiale surfattante, nel quale, con varie centrifugazioni, è possibile identificare un gruppo di proteine (apoproteine) che probabilmente svolgono importanti funzioni di protezione a livello del liquido alveolare. Non è ancora chiaro se tali apoproteine siano parte integrante della frazione proteica del surfattante o se rappresentino un peculiare gruppo di proteine che per ora non si è ancora riusciti a separare dal surfattante (Jarstrand, 1984).

Nel sistema alveolare si trovano anche immunoglobuline, in prevalenza del tipo IgG e in parte del tipo IgA. La composizione di questa quota di immunoglobuline è nettamente diversa da quella del siero. Questo fatto indica che vi è una produzione locale di immunoglobuline oppure che vi è un trasporto attivo di alcune di esse dal siero verso il sistema bronchiolo-alveolare.

Il surfattante regola inoltre il numero di macrofagi che migrano negli alveoli. Infatti, nelle fasi immediatamente successive alla nascita, quando vi è un eccesso di surfattante alveolare, sono proprio i macrofagi a venire richiamati per eliminare il surfattante stesso. Non si conosce ancora quale meccanismo regoli questa stimolazione dell'attività macrofagica nè quali siano le sostanze che stimolino i macrofagi stessi.

Alcuni studi in vitro sul surfattante prelevato con lavaggi alveolari hanno dimostrato che esso reagisce direttamente con i batteri. Da tali studi si può ritenere che i batteri che raggiungono lo spazio alveolare, p. es. gli stafilococchi (O'Neill et al., 1984), vengono inglobati dal surfattante («precoating» dei batteri). In questo modo la fagocitosi dei batteri da parte dei macrofagi viene facilitata così come lo è la loro distruzione a livello intracellulare («intracellular killing»). Il meccanismo di facilitazione della fagocitosi è detto «opsonizzazione».

Tabella 2

Funzioni difensive del surfattante.

1) rivestimento delle membrane cellulari degli epiteli alveolari
2) «opsonizzazione» dei batteri
3) inglobamento delle particelle di polveri inorganiche
4) variazioni cicliche della tensione superficiale→«clearance» alveolare
5) attivazione dei macrofagi alveolari.

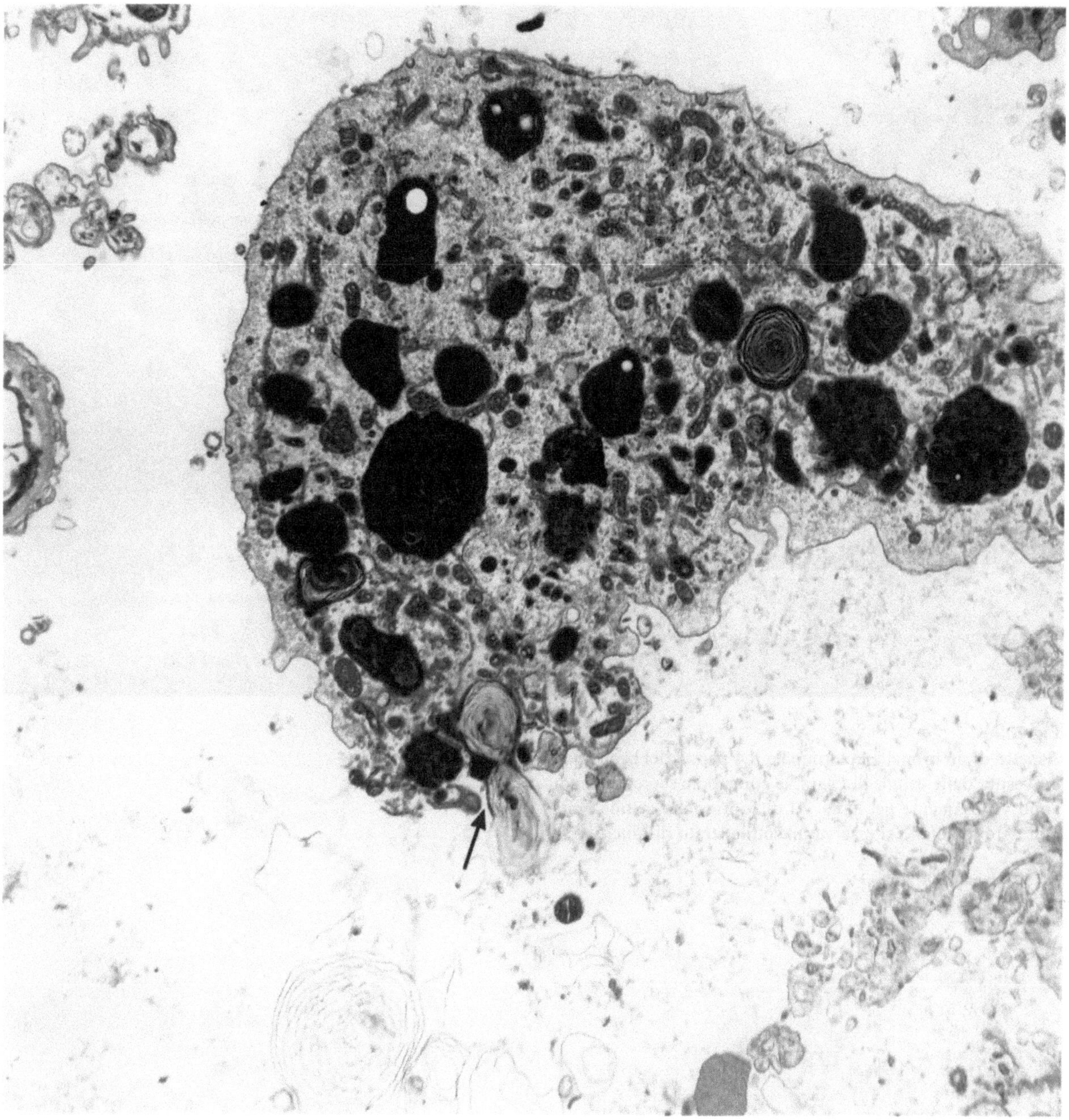

Fig. 19
Fagocitosi del surfattante da parte di un macrofago alveolare. Il surfattante in eccesso che non può disporsi uniformemente sulla superficie epiteliale, determina la migrazione dei macrofagi dall'interstizio verso il lume alveolare. Il surfattante viene inglobato nei fagosomi e subisce una modificazione che comporta il suo progressivo addensamento.
MET.
Ingrandimento 10000 ×.

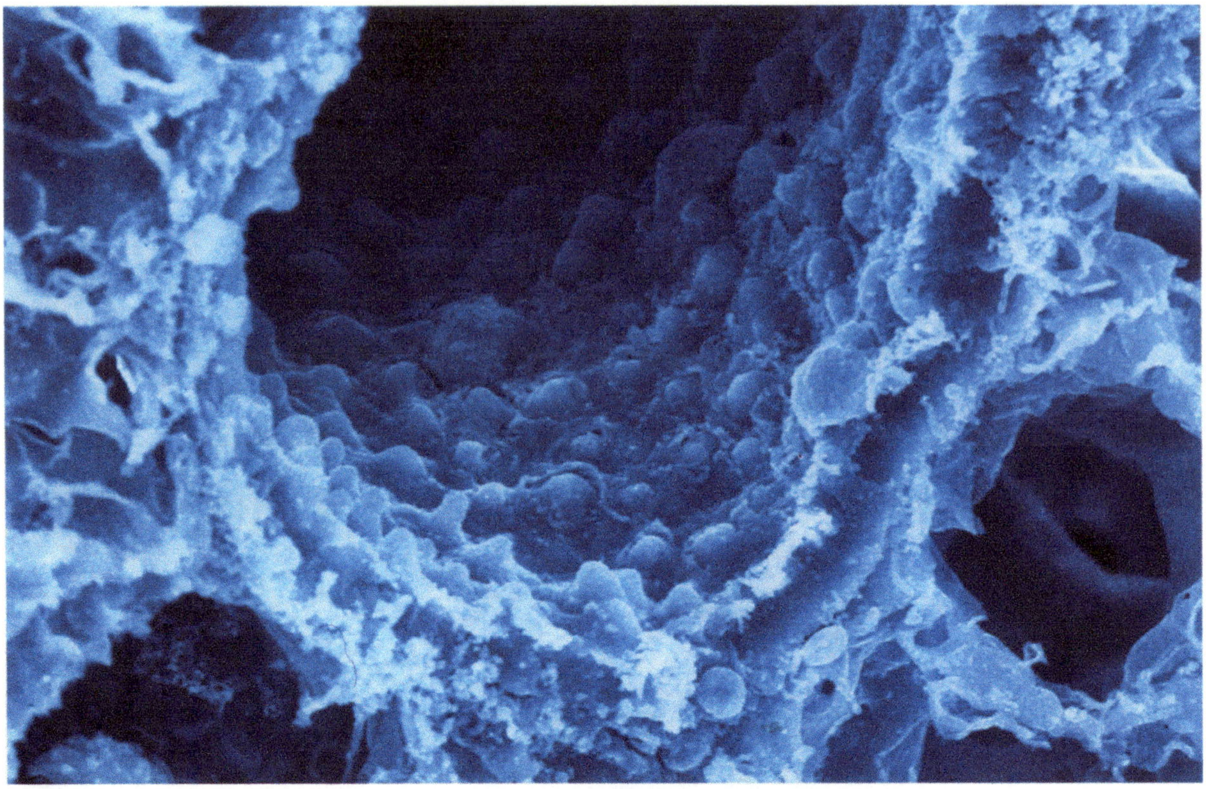

Fig. 20
Aspetto di un bronchiolo terminale. La parete del bronchiolo è rivestita dalle cellule di Clara, le cui cupole secretorie sporgono vistosamente nel lume. Al di sopra delle cellule epiteliali del bronchiolo si osserva un sottile strato di muco.
MES.
Ingrandimento 900 ×.

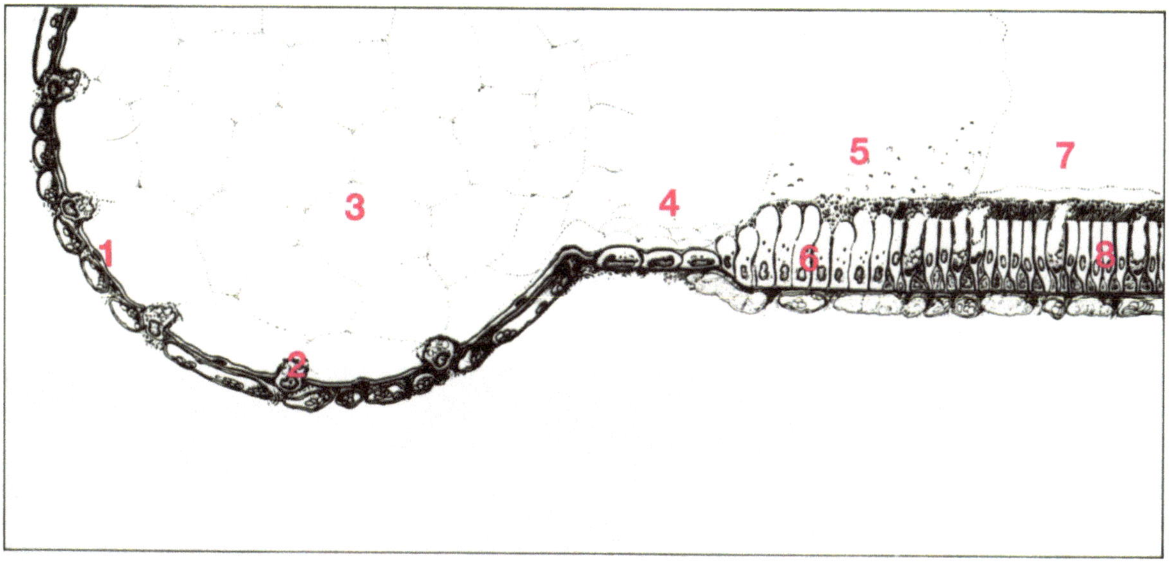

Fig. 21
Diffusione del surfattante a livello alveolare e suo deflusso verso il sistema bronchiale. Il surfattante, che a livello alveolare si dispone in forma di film monomolecolare, defluisce verso il dotto alveolare e quindi il sistema bronchiale. Ciò si verifica in seguito alle variazioni di tensione superficiale, conseguenti al susseguirsi delle fasi di inspirazione ed espirazione. Nei bronchioli, il surfattante si dispone al disopra delle cellule di Clara e delle cellule ciliate, sia in forma di film monomolecolare sia in forma di strutture vescicolari simili ad una schiuma. Nei bronchi di maggior calibro il surfattante si trova a livello dello strato di muco che ricopre l'epitelio respiratorio. Tale strato è formato da due componenti: una acquosa (fase sol) e una mucosa (fase gel). Il surfattante è presente all'interno della fase sol in forma di numerose vescicole e al confine tra le due fasi in forma di strutture lamellari.

1) Pneumocita di 1° tipo del rivestimento alveolare.
2) Pneumocita di 2° tipo.
3) Strato di surfattante.
4) Dotto alveolare.
5) Lume bronchiolare.
6) Cellule di Clara.
7) Epitelio bronchiale con cellule ciliate e caliciformi mucipare.

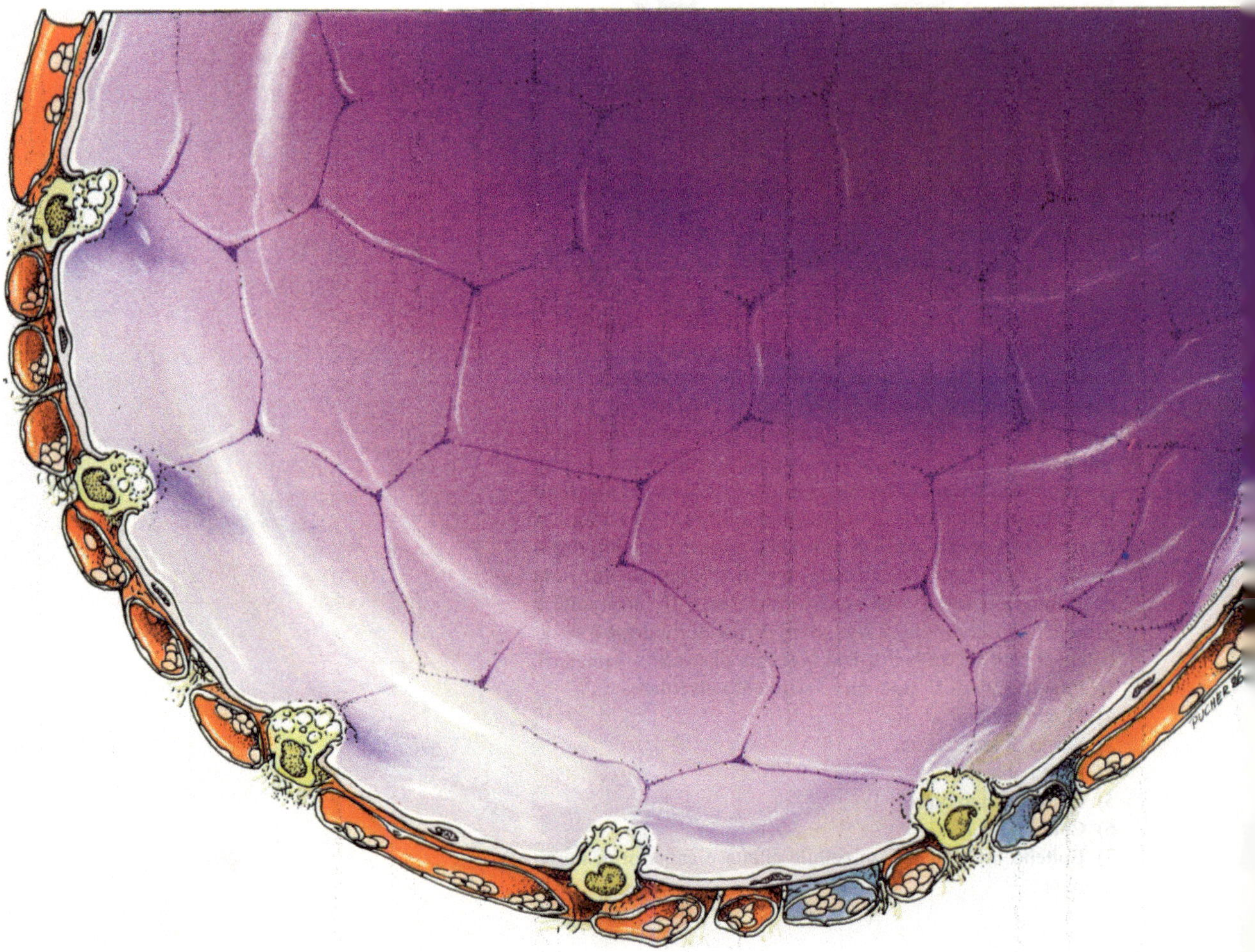

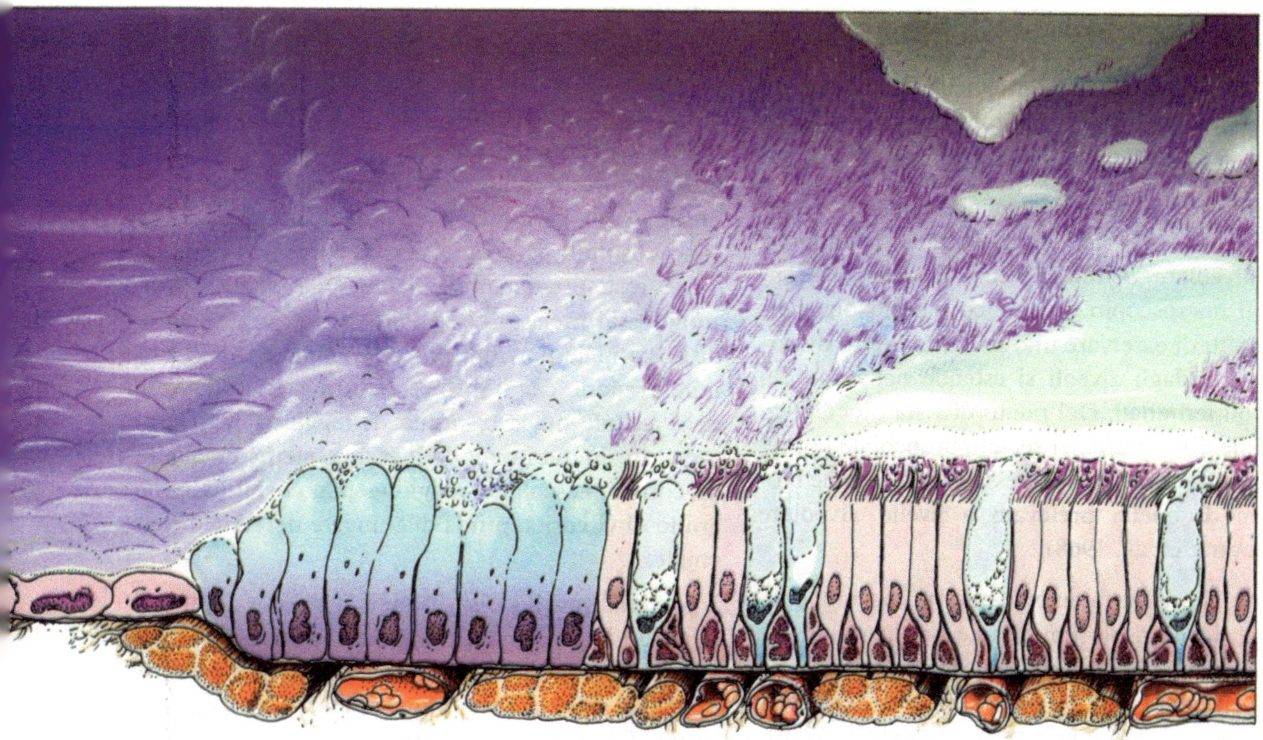

6. Morfologia del surfattante nel sistema bronchiale (Figure 20–30)

Mentre si conosce bene la funzione e la forma del surfattante a livello alveolare, poco si conosce sul suo deflusso verso i bronchi, sulla forma e sulle funzioni che esso assume a tali livello.

Vi sono studi fisiologici, biochimici e clinici che indicano una interazione tra surfattante e muco prodotto a livello bronchiale. Questa interazione sembra sia di particolare importanza per il trasporto del muco ad opera dell'epitelio ciliato (Bauer, 1980; Reifenrath, 1980; Morgenroth e Bolz, 1985).

I reperti microscopici, sia ottici che elettronici, suggeriscono che una parte del surfattante prodotto a livello alveolare defluisca verso il sistema bronchiale. Il microscopio elettronico a scansione permette infatti di osservare uno strato continuo di surfattante che dagli alveoli si estende nel lume dei bronchioli terminali. Dal punto di vista biochimico è possibile dimostrare nel secreto bronchiale la presenza di surfattante, con le stesse caratteristiche biochimiche di quello prelevato a livello alveolare (Warenbourg et. al., 1968).

Si ritiene che il surfattante svolga anche una funzione particolarmente importante per la stabilizzazione dei bronchi più periferici. Senza surfattante, i bronchi di minor calibro collasserebbero rendendo impossibile il flusso d'aria verso gli alveoli (Mackleen et al. 1970).

Nei distretti più periferici del sistema bronchiale, cioé a livello dei bronchioli, la produzione del secreto bronchiale è affidata alle cellule di Clara. Queste cellule, intercalate fra le cellule ciliate, accumulano il proprio prodotto di secrezione nella porzione apicale del citoplasma. Questa, assume la forma di una piccola cupola, che sporge al di sopra del livello delle cellule ciliate e contiene un materiale finemente filamentoso. Successivamente nel citoplasma apicale si liberano enzimi litici che «sciolgono» il prodotto di secrezione: così il secreto si libera sulla superficie epiteliale ove forma uno strato relativamente regolare (Morgenroth e Hörstebrock, 1979).

Nei bronchi di calibro maggiore, il secreto bronchiale viene principalmente prodotto dalle ghiandole peribronchiali e in minor parte dalle cellule caliciformi mucipare dell'epitelio respiratorio. Le ghiandole peribronchiali hanno sede nel tessuto connettivale subepiteliale, tra i fasci di muscolatura liscia e gli anelli cartilaginei. Tali ghiandole sono molto abbondanti nei bronchi di calibro intermedio, mentre diminuiscono progressivamente nei bronchi più periferici. I singoli acini ghiandolari sono costituiti da cellule sierose e da cellule mucipare; esse presentano generalmente una disposizione assai precisa. Le cellule sierose, infatti, sono disposte nelle porzioni più periferiche delle ghiandole in modo che il loro secreto fluisca al di sopra delle cellule mucose, prima di raggiungere i dotti escretori. In questo modo il secreto sieroso e quello mucoso si mescolano, raggiungendo così il naturale grado di viscosità, prima di giungere nel lume bronchiale.

Il secreto bronchiale si dispone al di sopra dell'epitelio respiratorio in due strati sovrapposti (Iravani e van As, 1974). In diretto contatto con la superficie epiteliale si trova uno strato acquoso (fase sol), al di sopra del quale è presente uno strato ad elevata densità e viscosità (fase gel). Le cilia vibratili si muovono all'interno della fase sol e solo quando si raddrizzano immergono i loro apici nella fase gel. Al microscopio elettronico la fase gel appare costituita da materiale di variabile densità, di aspetto finemente granulare. Fisiologicamente la fase gel viene trasportata dall'attività delle cilia vibratili verso i bronchi di maggiore calibro e quindi la trachea.

La fase gel presenta una particolare adesività che permette di intrappolare le particelle di materiale estraneo introdotte nel sistema bronchiale con l'aria inspirata. Quando le particelle urtano la fase gel del secreto bronchiale vi rimangono invischiate e vengono trasportate verso l'esterno con la corrente del secreto («clearance» mucociliare). Non esiste invece un trasporto di particelle di materiale a livello della fase sol del secreto (Iravani e van As, 1974). Le proprietà adesive della fase gel rappresentano quindi un elemento di particolare importanza nei meccanismi di trasporto mucociliare (Reifenrath, 1980). Per contro, queste stesse proprietà possono rappresentare un impedimento al trasporto della fase gel al disopra della superficie epiteliale. E' quindi necessario che l'adesività della fase gel a livello del suo confine con la sottostante fase sol sia ridotta al minimo: solo così infatti è possibile un continuo trasporto della fase gel stessa.

Fig. 22
Lume di un bronchiolo: strato al disopra delle cellule di Clara. Il secreto (frecce) è disposto in placche di variabile estensione ed è separato dalla superficie epiteliale da una fase sol di spessore variabile.
MES.
Ingrandimento 2600×.

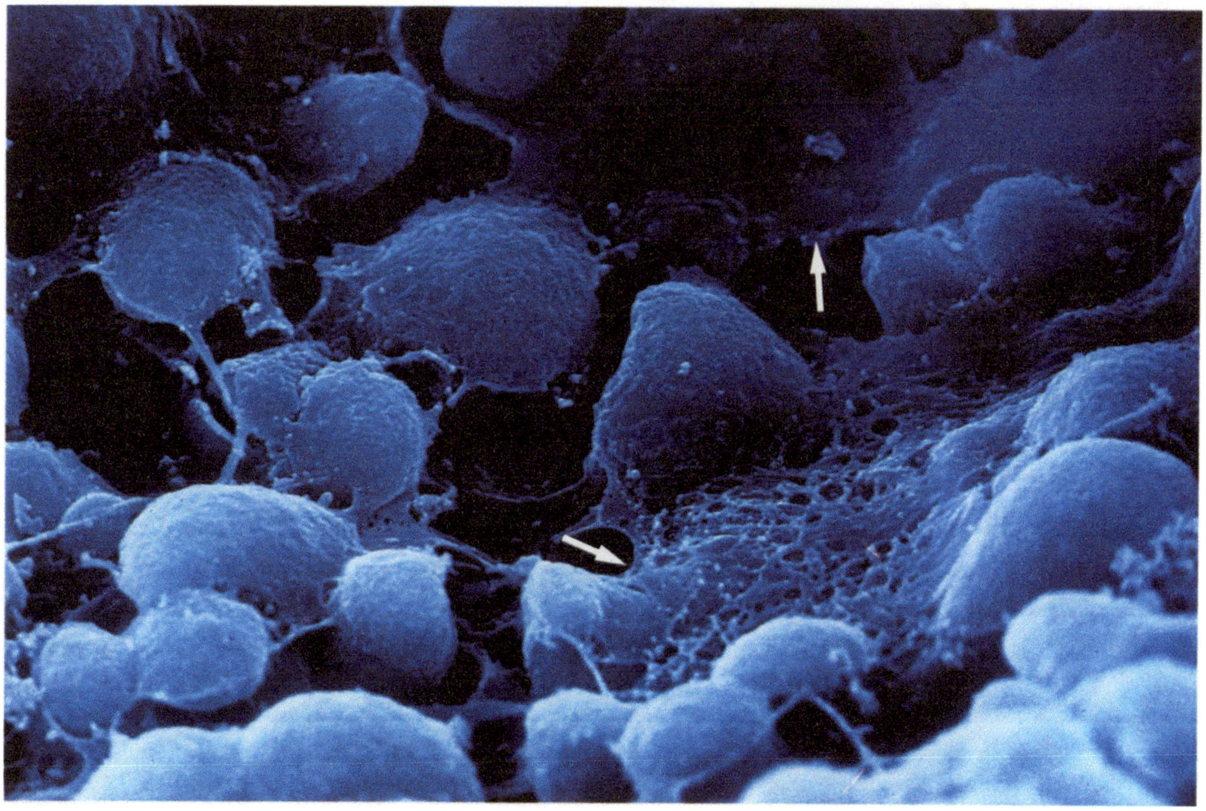

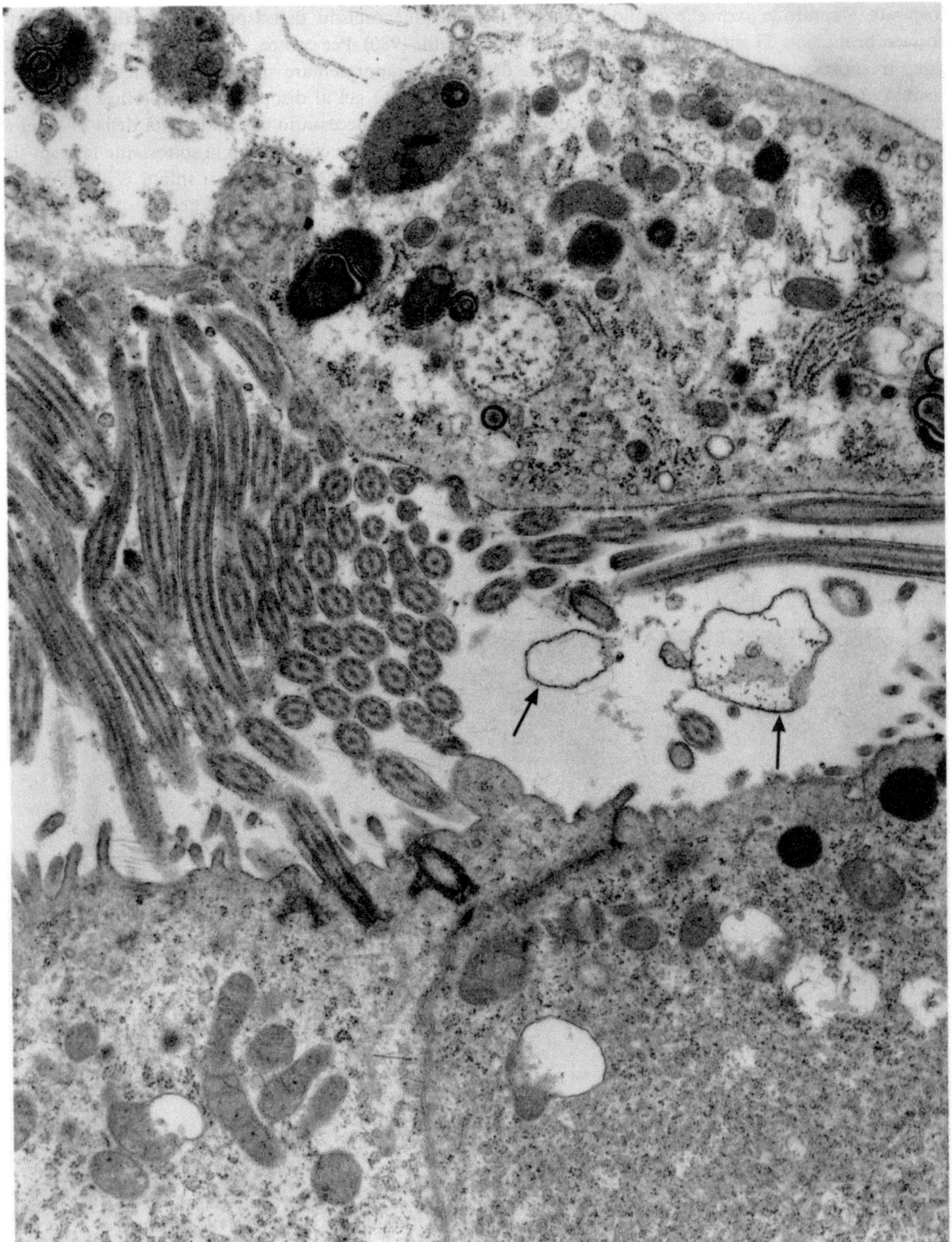

Per chiarire questo meccanismo occorre studiare con attenzione la zona di confine tra fase gel e fase sol. L'esame al microscopio elettronico dimostra che nella fase sol tra le cilia e soprattutto al disopra dei microvilli delle cellule epiteliali vi sono delle strutture membranose, in parte in forma di vescicole, in parte in forma di lamina di variabile lunghezza. Lo spessore (70 Å circa) e la fine composizione di queste membrane corrispondono a quelli dello strato di surfattante presente a livello alveolare. Si ritiene che tali strutture membranose rappresentino quindi quella quota di surfattante che defluisce dagli alveoli verso il sistema bronchiale e che qui svolge un'azione antiadesiva. In base alle caratteristiche fisico-chimiche delle sostanze tensioattive, si può affermare, inoltre, che questa «schiuma» di surfattante presente nella fase sol abbia, oltre all'effetto anti-adesivo, un effetto di stabilizzazione e regolazione del contenuto di acqua della fase sol.

◁ Fig. 23
Disposizione degli strati di secreto in un bronchiolo. Immediatamente al disopra dell'epitelio si osserva la fase sol acquosa, nella quale si riconoscono alcune vescicole di surfattante (frecce). Al di sopra della fase sol vi è il secreto prodotto dalle cellule di Clara.
MET.
Ingrandimento 8500 ×.

Fig. 24
Distribuzione del surfattante al disopra dell'epitelio bronchiolare. Da sinistra a destra, nella foto, si osservano: una parte di una masserella di secreto delle cellule di Clara, un gruppo di vescicole di surfattante (freccia) in immediato contatto con la superficie epiteliale, un gruppo di cilia vibratili e la cupola secretoria di una cellula di Clara.
MES.
Ingrandimento 6040 ×.

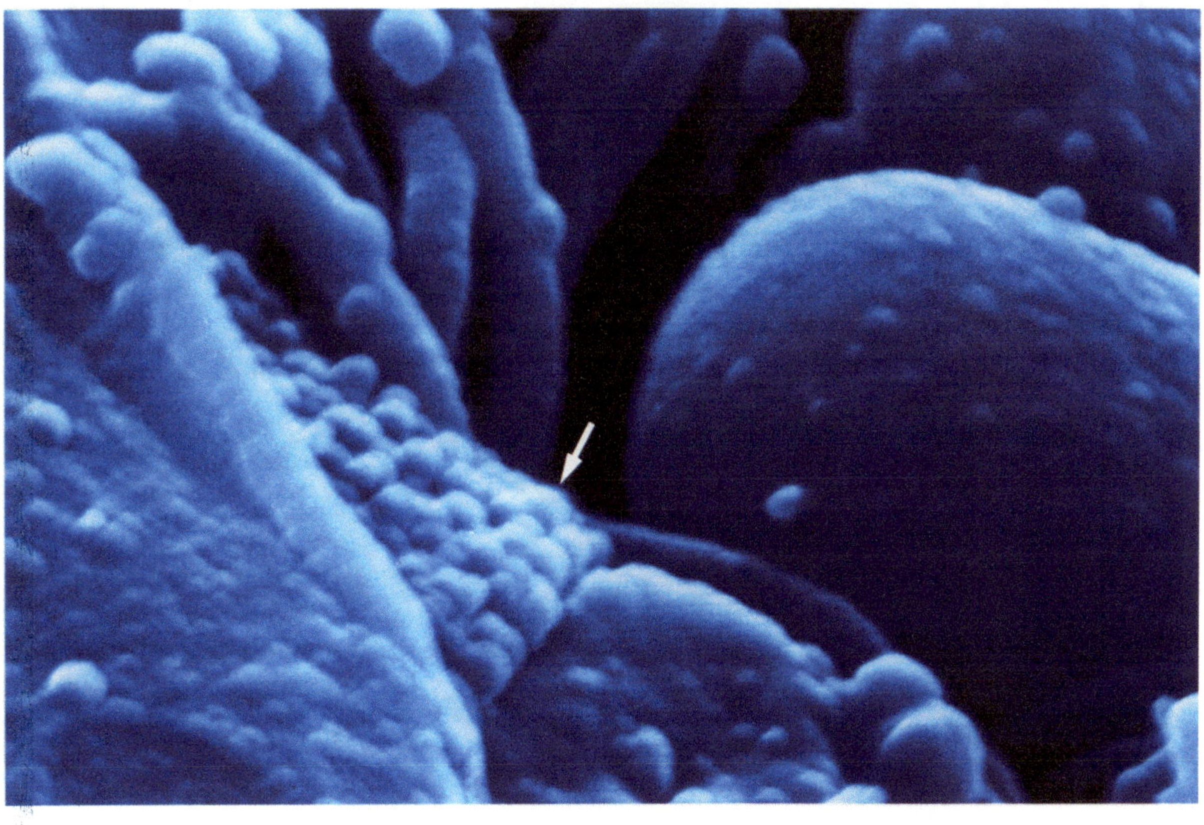

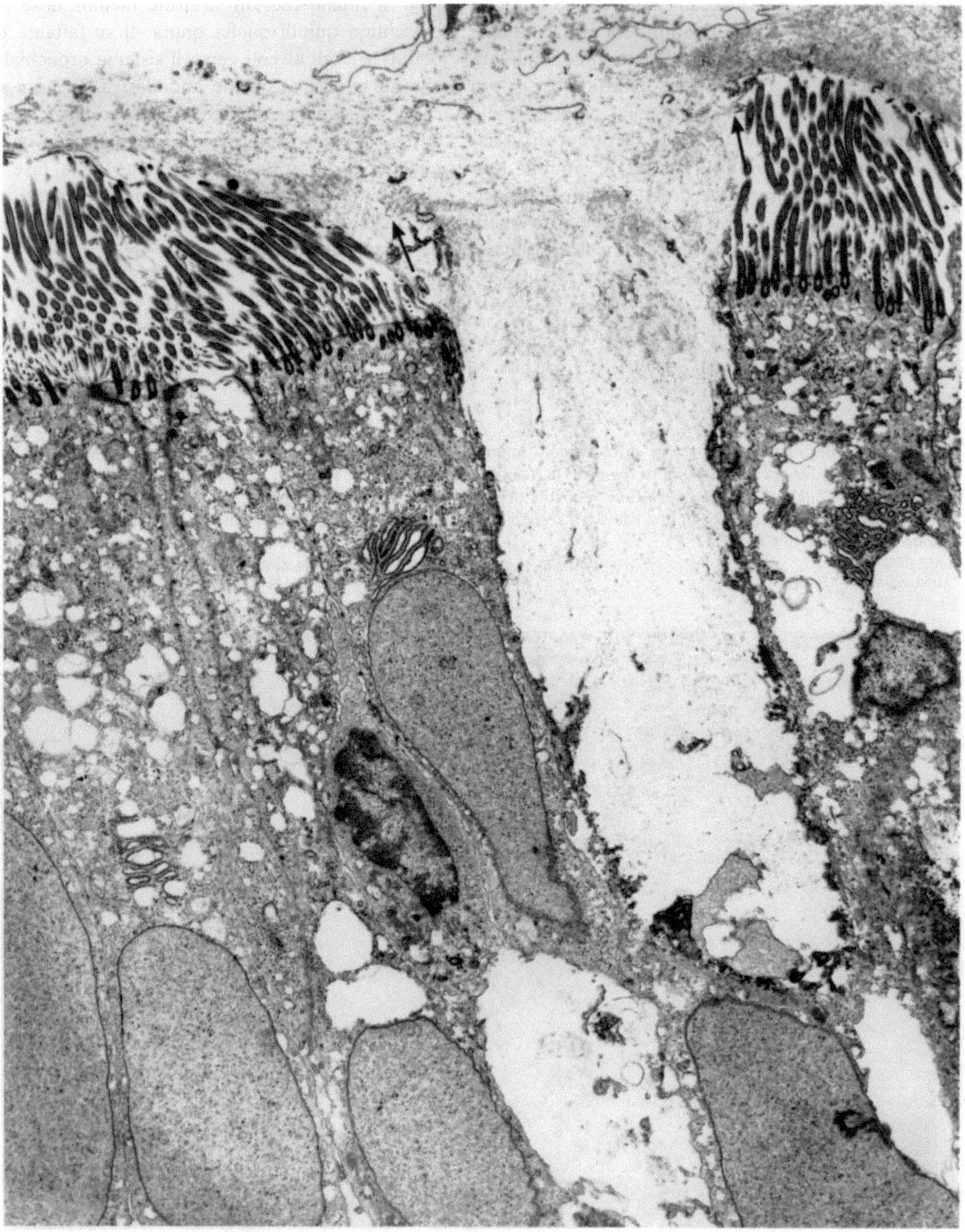

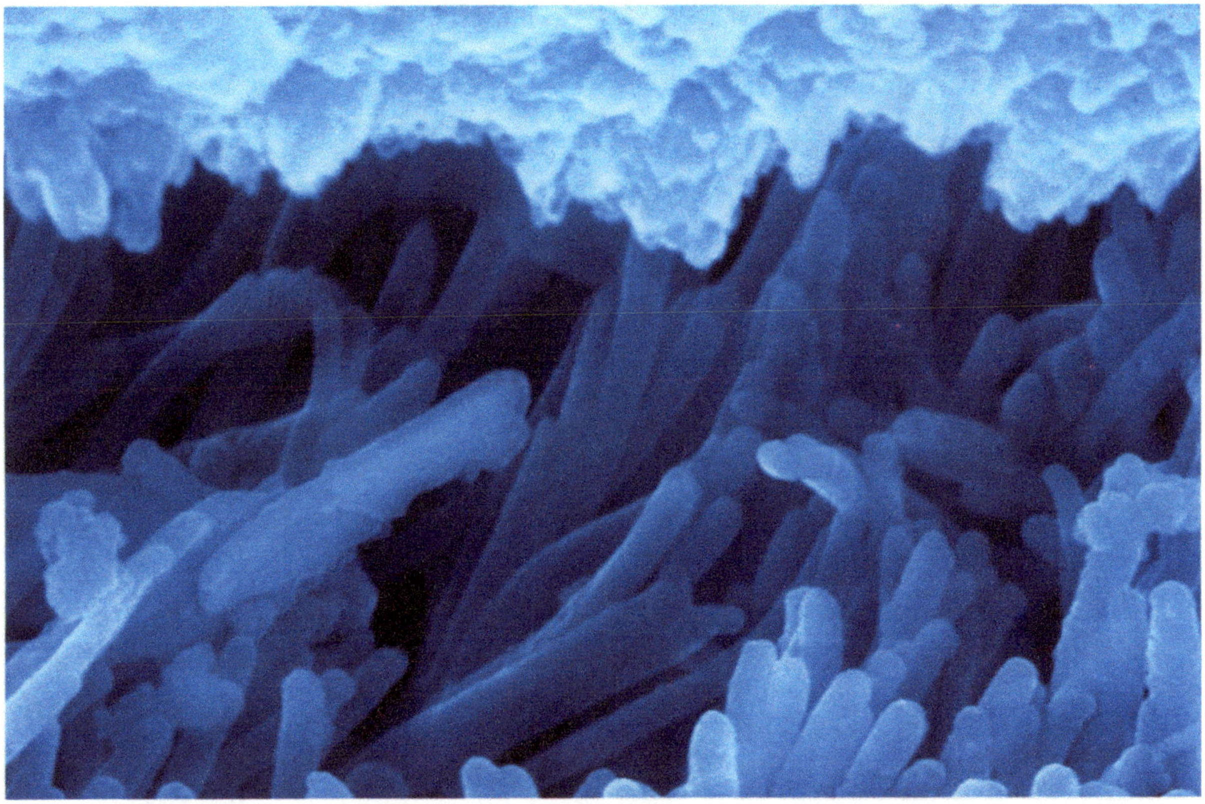

◁ Fig. 25
Disposizione degli strati di secreto al disopra dell'epitelio respiratorio, in un bronco di medio calibro. Immediatamente al di sopra dell'epitelio vi è la fase sol nella quale si muovono le cilia. Al disopra di questo strato vi è la fase gel, di aspetto finemente granulare. Sulla destra, nella foto si osserva una cellula caliciforme mucipara mentra sta liberando il proprio prodotto di secrezione, che si fonde con lo strato gelatinoso superficiale (frecce). Accanto alla cellula caliciforme vi sono alcune cellule ciliate.
MET.
Ingrandimento 3500 ×.

Fig. 26
Disposizione del secreto al disopra dell'epitelio bronchiale. Le cilia sono immerse nella fase acquosa (fase sol) e sono sovrastate dallo strato di secreto denso e viscoso, che si osserva in alto nella foto.
MES.
Ingrandimento 12000 ×.

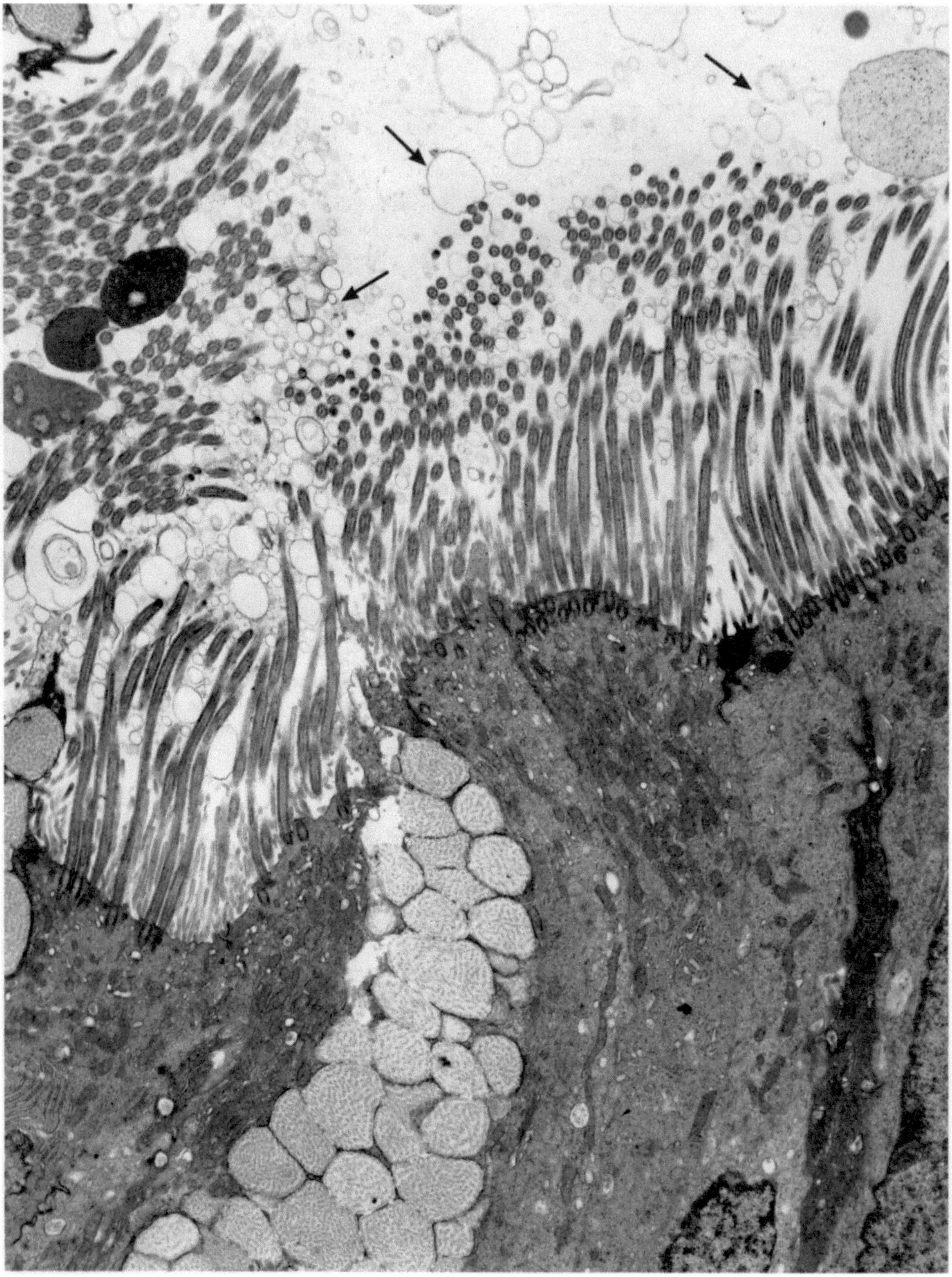

Nel secreto bronchiale, il surfattante si dispone quindi come un tappeto interposto tra la fase sol e quella gel, separando le due fasi.

Le cilia vibratili sono immerse nella fase sol dalla loro base sino al loro apice. In questo modo esse possono vibrare liberamente in un mezzo a viscosità molto bassa. L'efficacia del movimento delle cilia dipende dalla presenza di surfattante. Infatti per mantenere un movimento ciliare coordinato è necessario che vengano mantenuti determinati rapporti tra lunghezza delle cilia e spessore della fase sol. Per esempio, se lo spessore della fase sol è aumentato, il tappeto di surfattante con la sovrastante fase gel si allontanano dall'apice delle cilia. In questo modo il movimento ciliare diviene inefficace: le cilia «vibrano a vuoto» e il trasporto del muco risulta bloccato.

Al contrario, può accadere che scompaia la fase sol. In tal caso la fase gel giunge in immediato contatto con la superficie epiteliale, inglobando le cilia. Il regolare movimento ciliare ne risulta quindi impedito. Quando si verificano queste condizioni non si osservano più membrane fosfolipidiche tra le cilia ed i microvilli.

◁ Fig. 27
Distribuzione del surfattante nel secreto bronchiale. Il surfattante di origine alveolare è presente nella fase sol del secreto, in forma di numerose vescicole (frecce). Tali vescicole fosfolipidiche hanno talora aspetto di una schiuma e si interpongono tra le singole cilia.
MET.
Ingrandimento 4200 ×.

Fig. 28
Vescicole di surfattante tra le cilia vibratili. La freccia indica la membrana fosfolipidica di una vescicola di surfattante.
MET.
Ingrandimento 36000 ×.

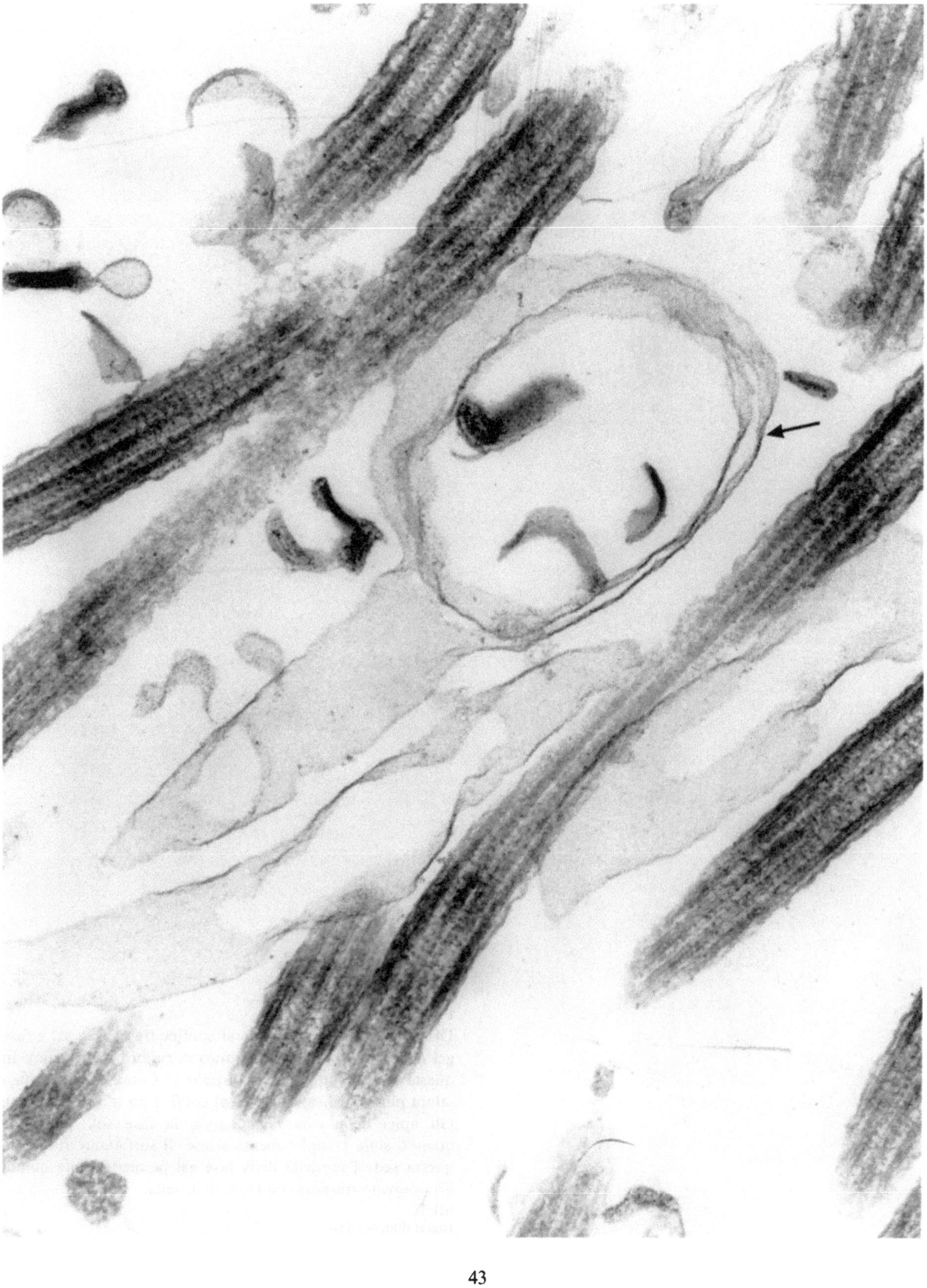

Fig. 29
Distribuzione del surfattante al confine tra la fase sol e fase gel del secreto bronchiale (bronco di calibro intermedio). In questa sede il surfattante si dispone in forma di una lamina talora pluristratificata (frecce) al confine tra la fase sol e gel. Gli apici delle cilia raggiungono la fase sol, solamente quando sono completamente estese. Il surfattante riduce in questa sede l'adesività della fase gel permettendone quindi un adeguato trasporto da parte delle cilia.
MET.
Ingrandimento 2800×.

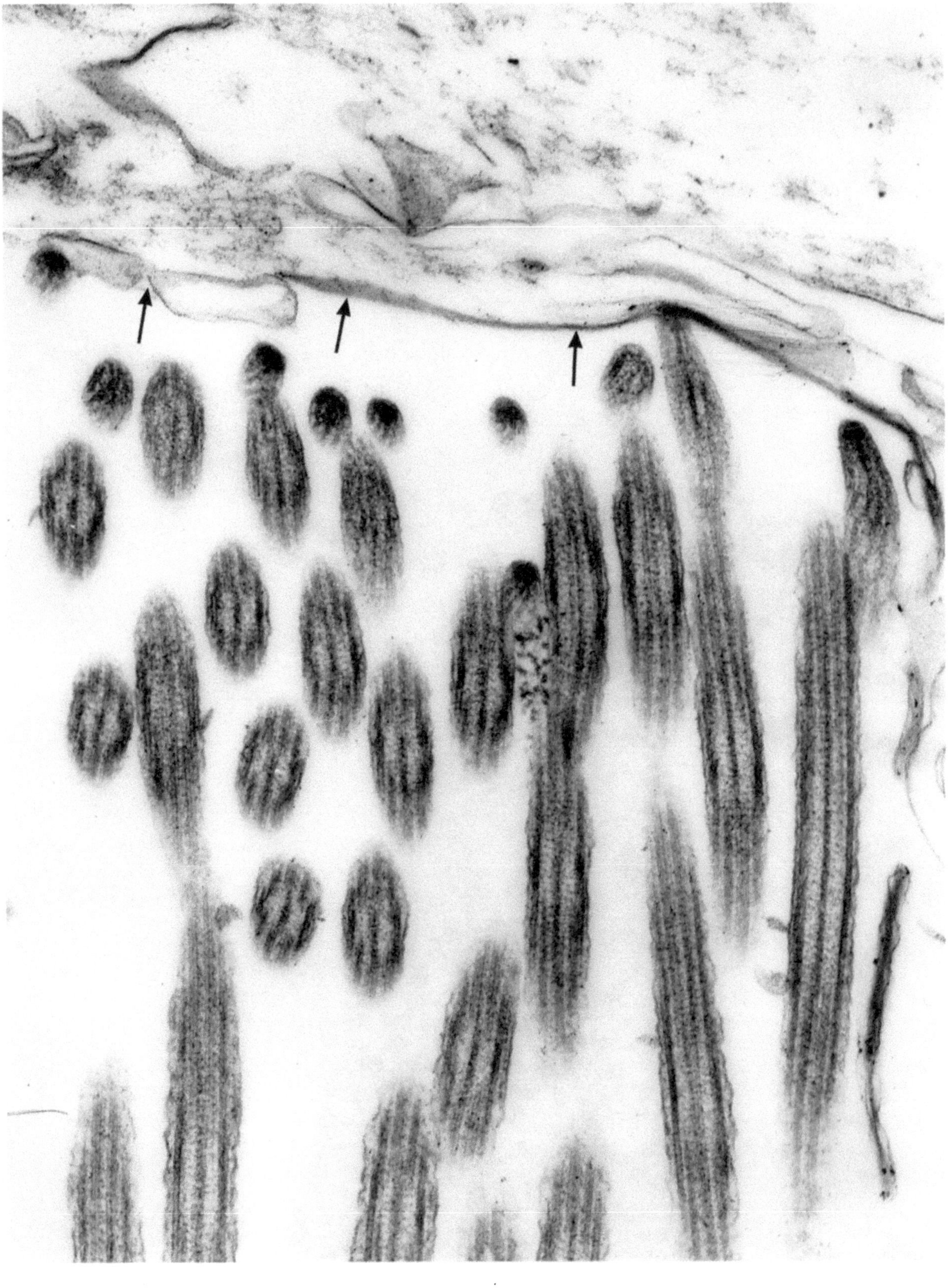

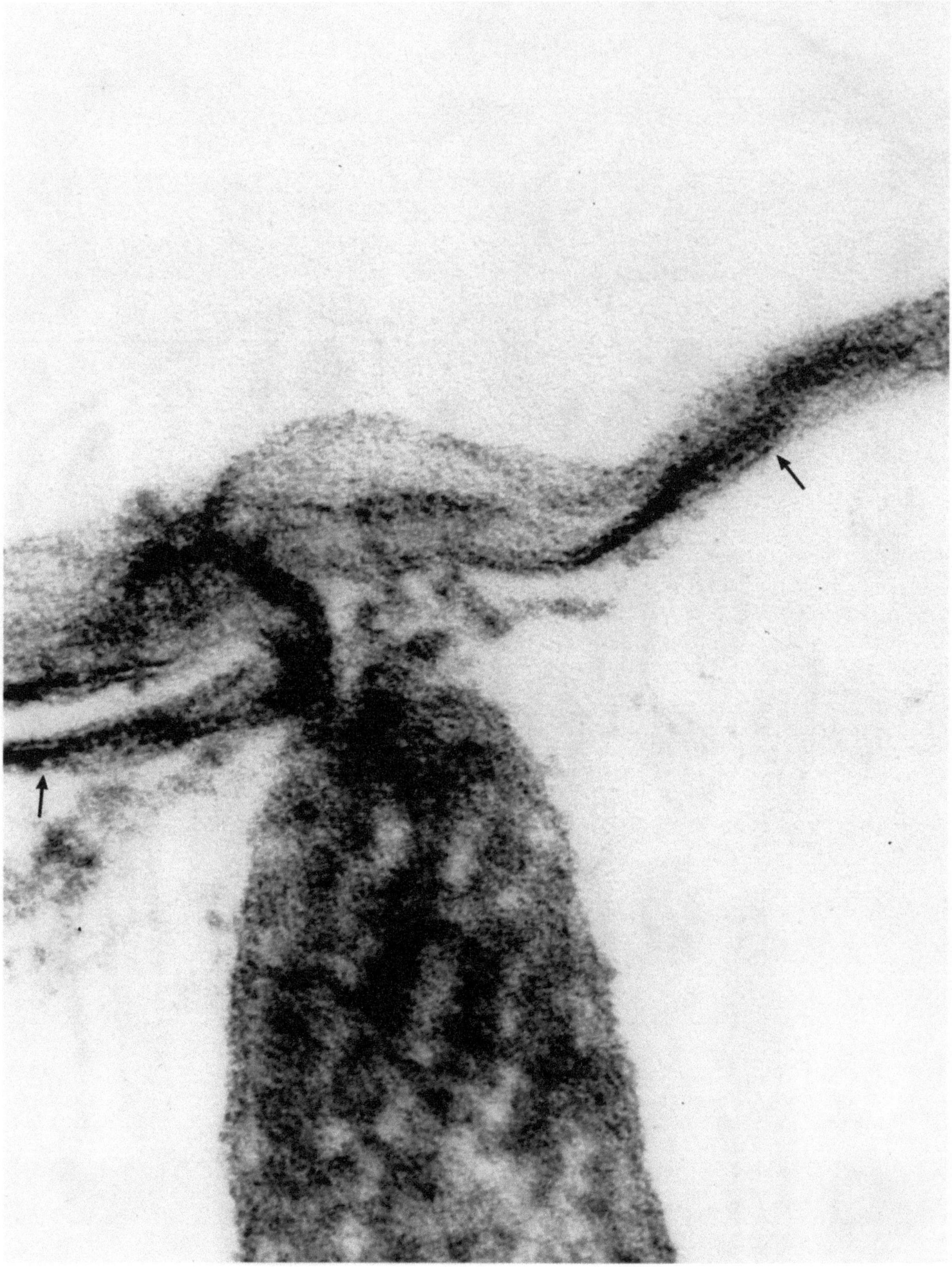

46

7. Alterazioni del surfattante

7.1. Surfattante e fumo (Figure 31–32)

Numerosi studi sperimentali e clinici sul materiale ottenuto con lavaggio bronchiolo-alveolare, hanno dimostrato che il fumo di tabacco influisce sul sistema del surfattante.

Nei fumatori infatti si può dimostrare una generale riduzione della quantità di surfattante (Curti, 1981; Finley, 1983).

Le particelle di materiale inalate con il fumo determinano una maggiore fagocitosi del surfattante. Infatti, le particelle che raggiungono il lume alveolare vengono inglobate dal surfattante, in maniera analoga a quanto avviene nelle pneumoconiosi. Le particelle inglobate nel surfattante vengono poi fagocitate dai macrofagi alveolari. Tali cellule degradano parzialmente il surfattante e migrano, insieme alla corrente di secreto, verso il sistema bronchiale. I macrofagi alveolari dei soggeti fumatori infatti presentano regolarmente fagolisosomi contenenti surfattante.

Da questi dati si può affermare che il fumo danneggia tutte le funzioni correlate all'attività del surfattante.

In concomitanza all'aumentata distruzione del surfattante vi è anche una attivazione della sua neosintesi da parte dei pneumociti di 2° tipo.

◁ Fig. 30
Struttura della membrana di surfattante nella zona di confine tra fase sol e fase gel. La foto mostra l'apice di una cilia vibratile nel momento in cui entra in contatto con la membrana fosfolipidica (frecce). La membrana presenta uno spessore di circa 70 Å e una struttura granulosa assai densa. Al di sopra della zona scura si osserva talora uno strato più chiaro di aspetto finemente flocculare.
MET.
Ingrandimento 425000 ×.

Fig. 31
Sezione di un macrofago alveolare di un soggetto fumatore. La superficie cellulare è contrassegnata dalla presenza di numerosi villi di aspetto grossolano. Nel citoplasma si osservano alcuni piccoli mitocondri, scarse cisterne del reticolo endoplasmatico e soprattutto numerosi fagolisosomi. Questi sono caratterizzati dalla presenza di frammenti di materiale molto denso che sono le particelle inalate con il fumo di tabacco.
MET.
Ingrandimento 27 500 ×.

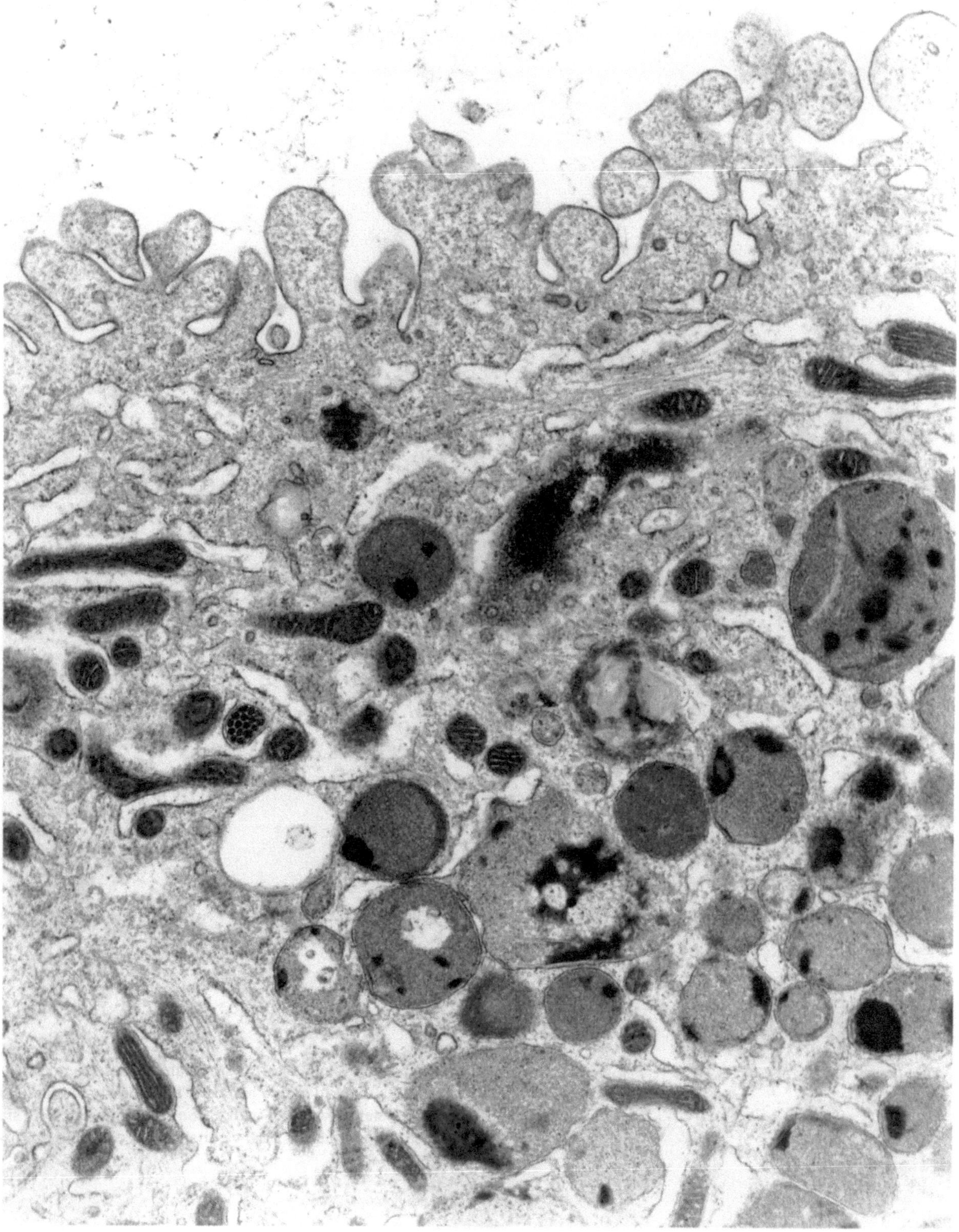

Fig. 32
Fagolisosomi di un macrofago alveolare di un soggetto fumatore. Ad un ingrandimento maggiore i fagolisosomi appaiono contenere sia le particelle inalate con il fumo di tabacco, sia delle strutture lamellari assai caratteristiche, costituite da surfattante alveolare.
MET.
Ingrandimento 87 000 ×.

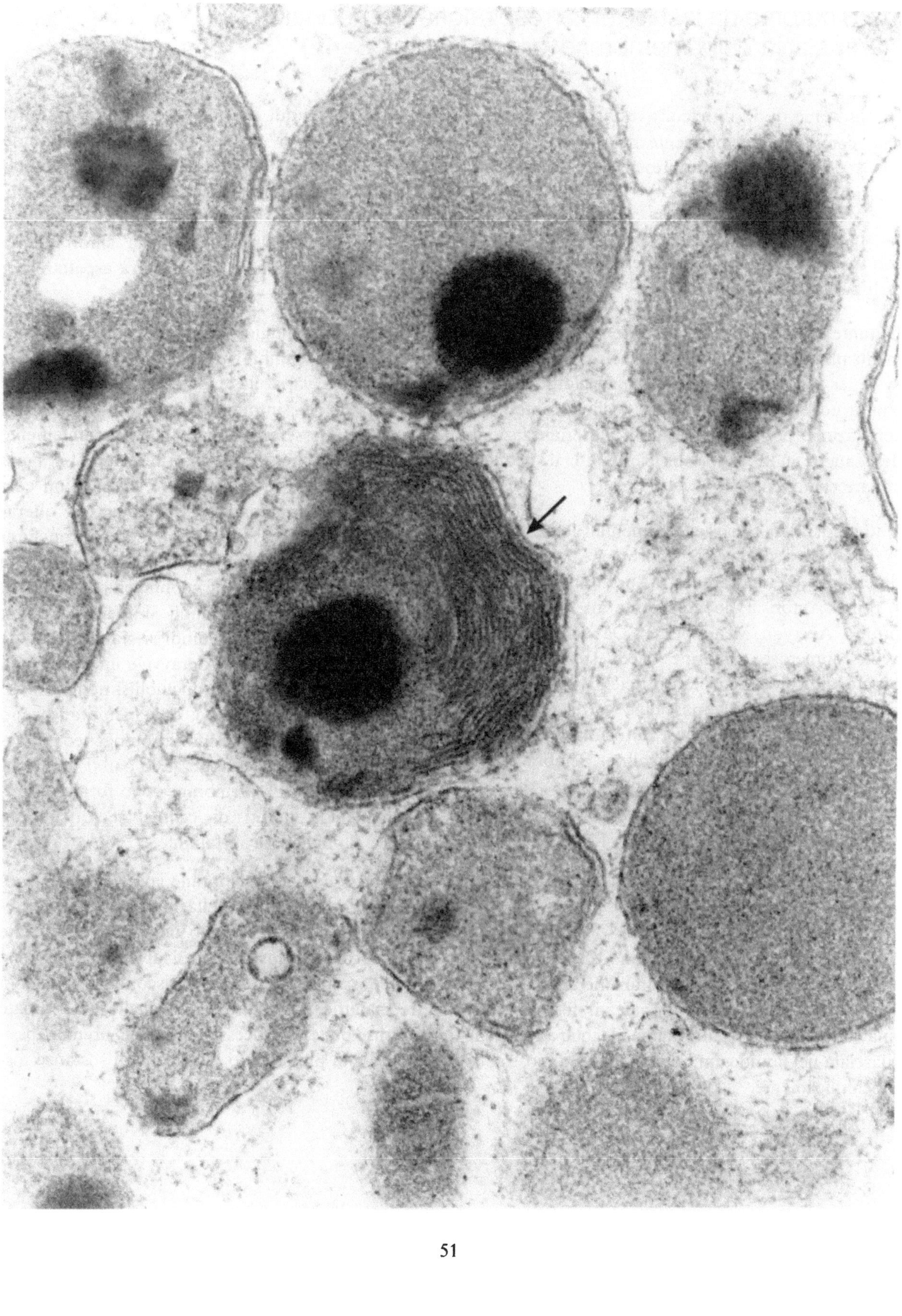

7.2. Sindrome da insufficienza respiratoria del neonato (malattia delle membrane jaline) (Figure 33–42)

La sindrome da insufficienza respiratoria del neonato compare principalmente nel periodo perinatale dei prematuri e ne rappresenta la più frequente causa di morte.

La sindrome è caratterizzata da una grava dispnea con frequenza respiratoria aumentata fino a 100 atti respiratori al minuto.

Durante l'inspirazione si possono osservare movimenti paradossi della parete toracica: l'espirazione avviene generalmente contro una glottide semichiusa ed è accompagnata da fischi e rantoli. La ventilazione polmonare e quindi l'arterializzazione del sangue non sono sufficienti ed il neonato appare cianotico.

I numerosi dati clinici e sperimentali indicano che la patogenesi di questa sindrome è strettamente dipendente da una carenza di surfattante alveolare. I primi Autori a documentare tale correlazione furono Avery e Mead (1959) Da allora si sono avute numerose conferme di questo dato. Si è potute dimostrare che l'insufficiente sviluppo del sistema alveolare alla nascita è correlato con un ridotto contenuto polmonare di fosfolipidi e soprattutto di dipalmitoilfosfatidilcolina. Sembra accertato infatti che vi sia una quantità critica di lipidi totali nel polmone: al di sotto di 80 mg per grammo di tessuto polmonare secco non si può avere una normale espansione dei polmoni dopo la nascita e compare quindi la sindrome da insufficienza respiratoria (Robertson, 1984).

La quantità e la composizione del surfattante dipendono dal grado di maturazione del polmone. Durante lo sviluppo embrionale, il feto produce una certa quantità di surfattante alveolare che viene rilasciata nel liquido amniotico, dove è dimostrabile biochimicamente.

Esaminando quindi il contenuto di dipalmitoilfosfatidilcolina e di fosfatidilglicerolo nel liquido amniotico è possibile valutare il grado di maturazione biochimica polmonare del nascituro. Infatti, la quantità di tali sostanze presenta una correlazione inversa con la gravità della sindrome da insufficienza respiratoria che si potrà aspettare per quel nascituro.

Il quadro istopatologico delle alterazioni polmonari osservabili nei bambini deceduti per insufficienza respiratoria è variabile e dipende dalla gravità e dalla durata dei sintomi. Lo sviluppo del sistema alveolare può essere assai variabile: frequentemente si osservano distretti polmonari ove non si è avuta l'espansione degli alveoli, mentre i bronchioli ed i dotti alveolari appaiono molto dilatati. Le alterazioni tissutali interessano inizialmente i bronchioli terminali e quelli respiratori. Se il piccolo paziente ha iniziato una respirazione spontanea o assistita, in brevissimo tempo i bronchioli si iperdistendono, l'epitelio va in necrosi e quindi si sfalda nel lume bronchiale. Se il paziente sopravvive un poco più a lungo, i dotti alveolari e i bronchioli si riempiono di membrane di aspetto jalino. Tali membrane sono costituite da materiale eosinofilo omogeneo o finemente filamentoso che tappezza le pareti dei bronchioli e dei dotti. Le membrane sono formate principalmente da detriti di cellule necrotiche, da fibrina e da materiale surfattante.

La formazione delle membrane jaline è quindi conseguenza, e non causa, della malattia: è la conseguenza aspecifica del danno tissutale conseguente alla mancata espansione degli alveoli. Membrane jaline possono essere infatti riscontrate anche in altre malattie polmonari, quali quelle determinate da virus, batteri, processi reumatici, uremia, ossigeno ad alta pressione o inalazione di sostanze tossiche.

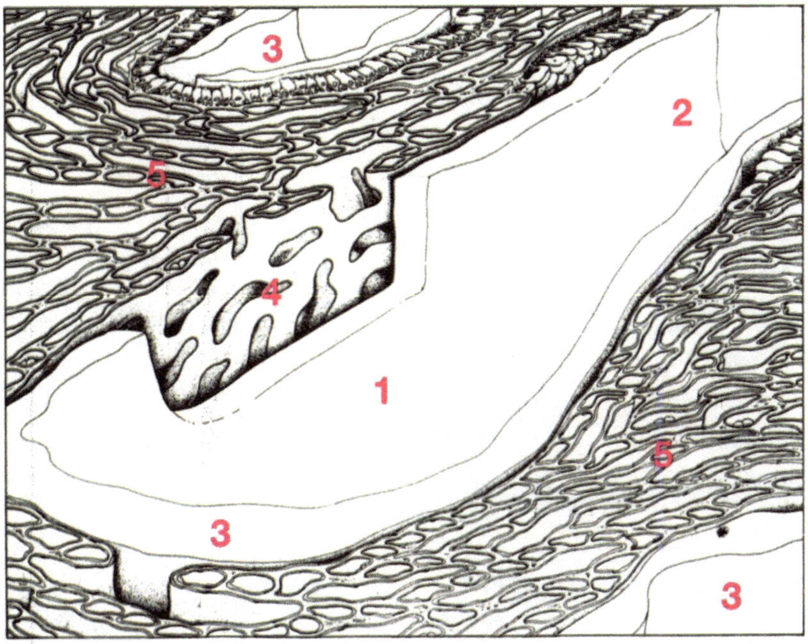

Fig. 33
Alterazioni del sistema surfattante. Sindrome da insufficienza respiratoria del neonato. A seguito dell'insufficiente produzione di surfattante, il polmone del neonato prematuro non può espandersi normalmente. Gli alveoli rimangono collassati mentre i dotti alveolari ed i bronchioli vengono eccessivamente dilatati. Nei dotti alveolari e nei bronchioli possono formarsi delle membrane jaline, costituite da detriti cellulari, fibrina e surfattante. Tali membrane possono tappezzare completamente i bronchioli e i dotti alveolari.

1) Lume di un dotto alveolare.
2) Lume di un bronchiolo terminale con focale necrosi dell'epitelio bronchiolare.
3) Sezioni di membrane jaline.
4) Aperture alveolari non dilatate.
5) Alveoli non espansi.

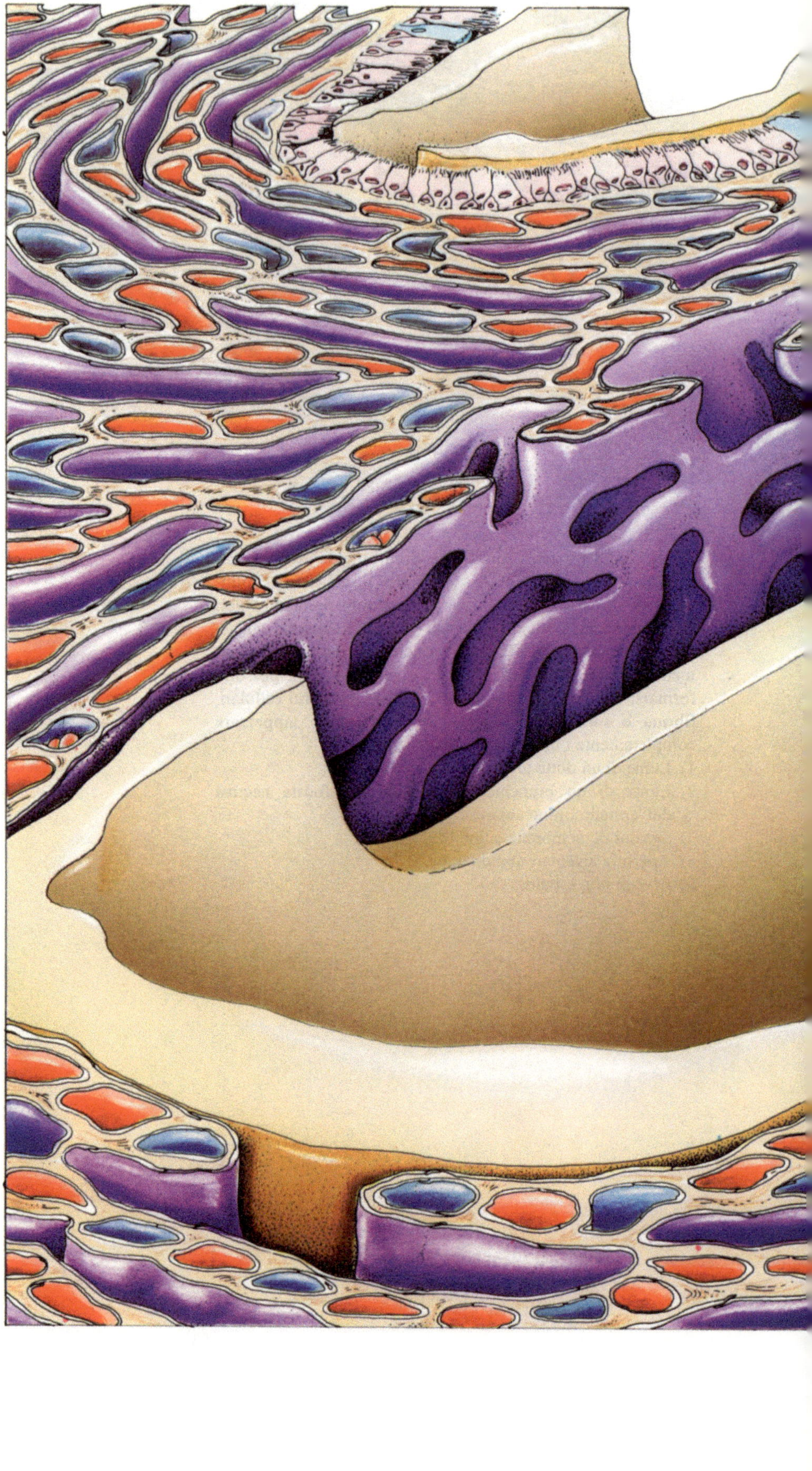

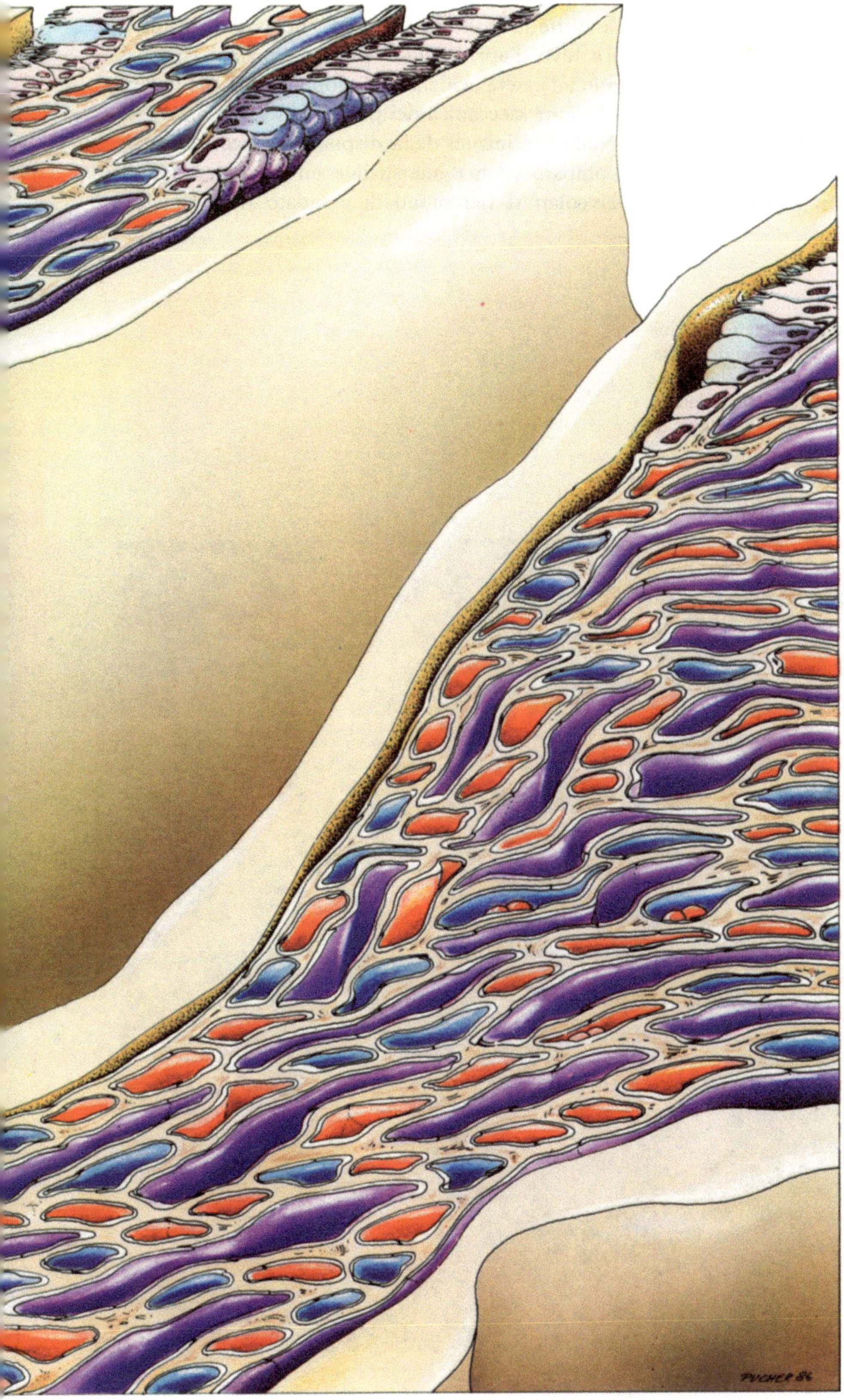

La sindrome da insufficienza respiratoria può complicarsi con quella condizione definita come displasia broncopolmonare che si instaura dopo prolungata respirazione artificiale. Essa è caratterizzata da bronchiolite associata a progressiva fibrosi peribronchiolare e da metaplasia epiteliale piatta a livello dei bronchi di medio e piccolo calibro. Le alterazioni bronchiali sono accompagnate da una più o meno diffusa e grave fibrosi interstiziale che sovverte la struttura alveolare che assume l'aspetto «a favo d'api». Queste gravi alterazioni cominciano ad essere evidenziabili dopo sole 55 ore di ventilazione meccanica dei polmoni (Robertson, 1984). Nelle fasi iniziali della displasia broncopolmonare compare edema interstiziale ed alveolare: i dotti alveolari si riempiono di essudato ricco di albu-

Fig. 34
Sindrome da insufficienza respiratoria nel neonato; fase iniziale. Le prime alterazioni consistono nella necrosi dell'epitelio dei bronchioli terminali e dei dotti alveolari. Le frecce indicano il distacco dell'epitelio bronchiolare dalla lamina basale. Il resto del parenchima polmonare è costituito da alveoli non espansi (atelettasici).
Fotografia al microscopio ottico (MO).
Colorazione: ematossilina-eosina.
Ingrandimento 120×.

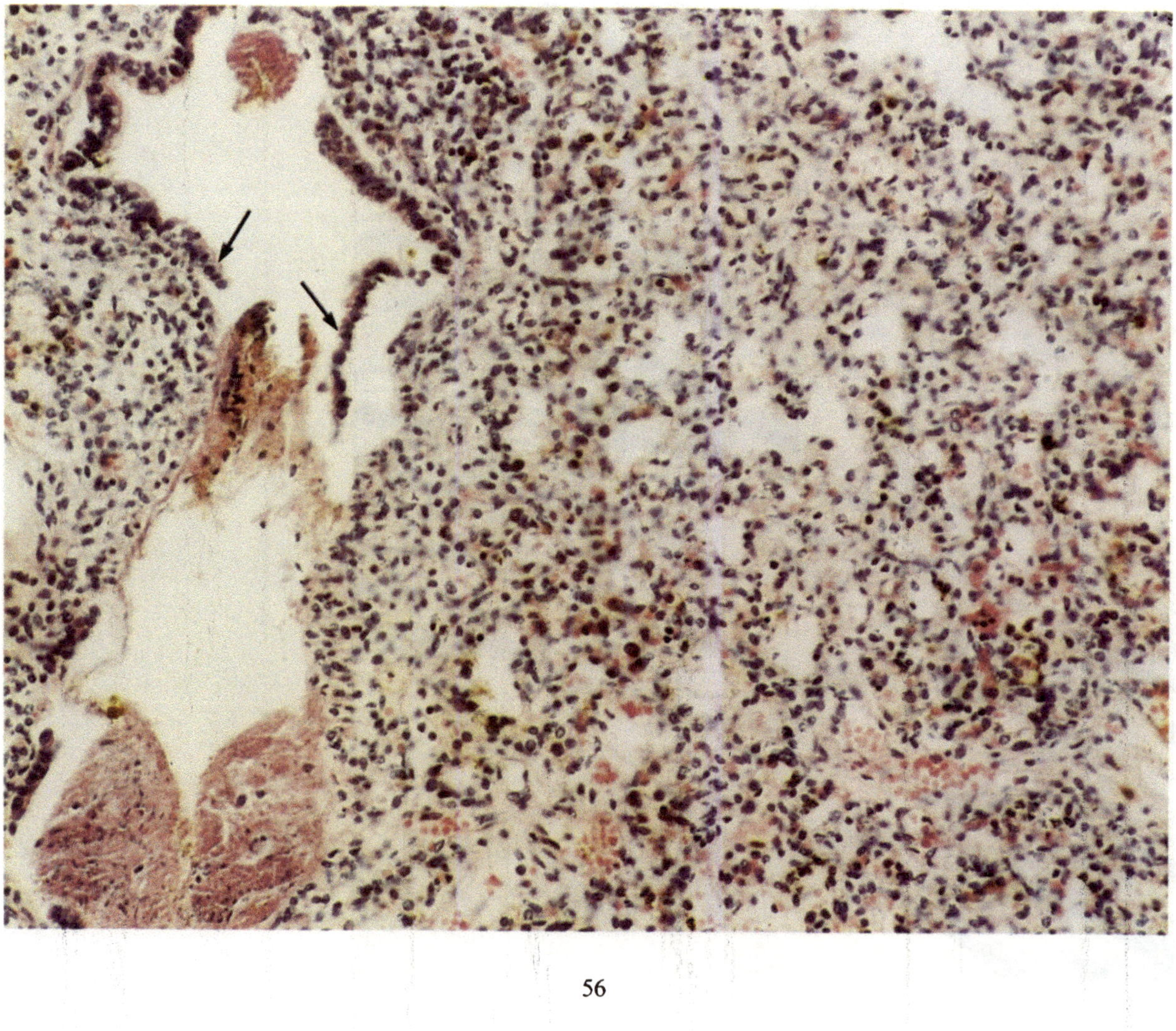

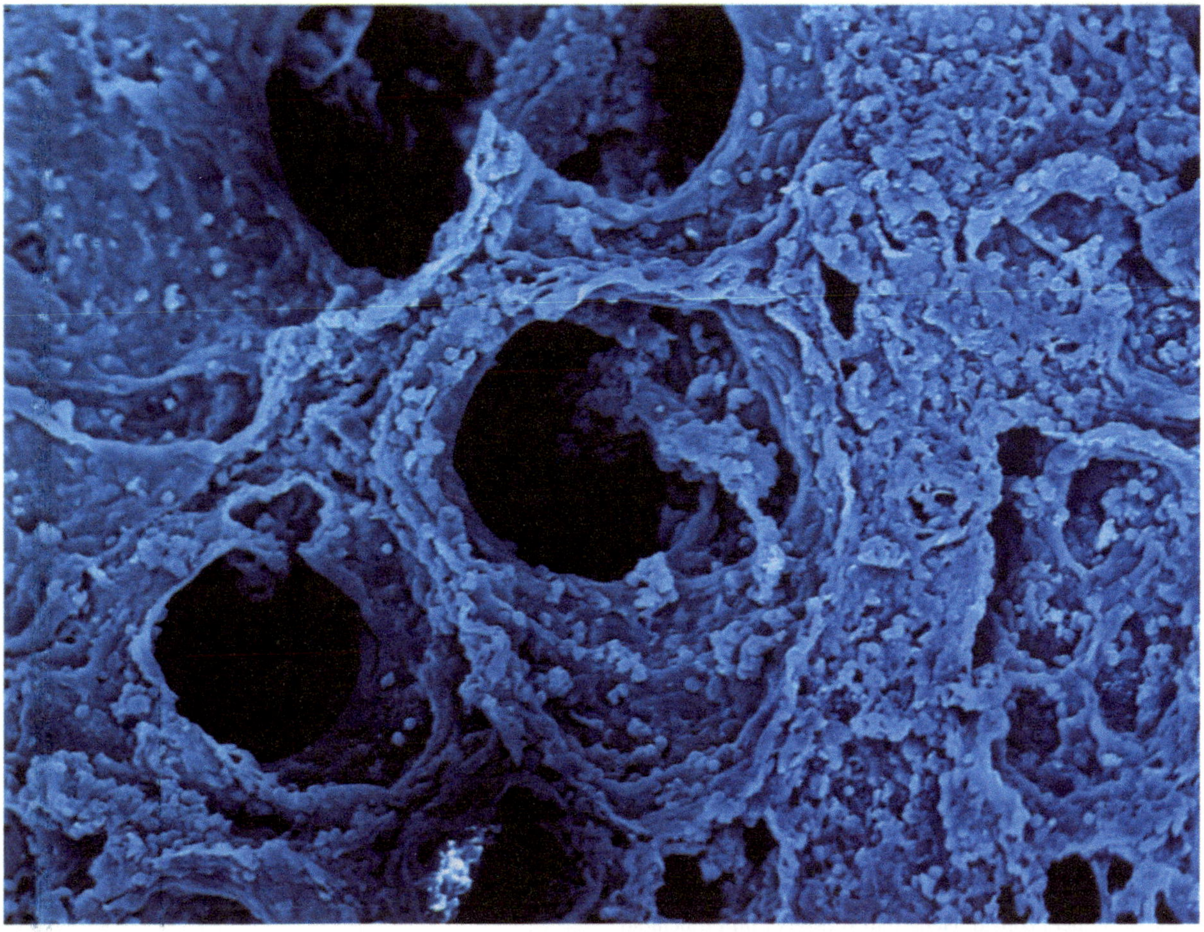

Fig. 35
Sindrome da insufficienza respiratoria nel neonato. Gli alveoli sono dilatati in modo assai irregolare ed i setti interalveolari sono molto spessi.
MES.
Ingrandimento 180×.

mina. Successivamente si ha la organizzazione dell'essudato interstiziale ed alveolare da parte di fibroblasti con conseguente fibrosi. Contemporaneamente i vasi subiscono plurifocali alterazioni della tonaca intima, con fibrosi e proliferazione cellulare, associate a fenomeni trombotici. Nei bambini che sopravvivono per un mese o più può comparire ipertensione polmonare.

La scoperta del ruolo centrale svolto dalla carenza di surfattante nella patogenesi della sindrome da insufficienza respiratoria nel neonato ha condotto a recenti importanti conquiste terapeutiche. L'attuale terapia consiste da un lato nella stimolazione farmacologica intra-uterina della produzione di surfattante da parte degli epiteli alveolari, dall'altro lato nella terapia sostitutiva con materiale surfattante nel periodo perinatale.

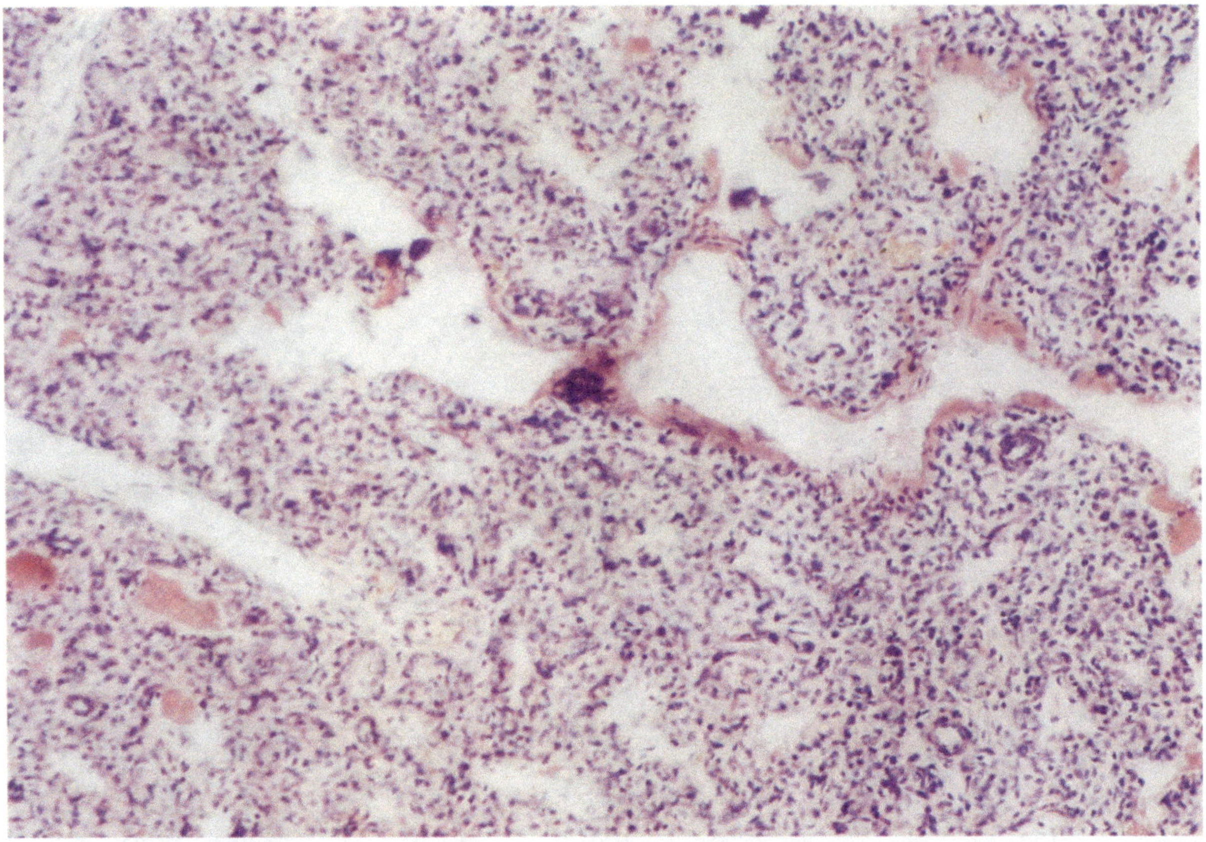

Fig. 36
Membrane jaline in un caso di sindrome da insufficienza respiratoria del neonato. Nella foto si osserva un bronchiolo ed un dotto alveolare tagliati longitudinalmente. Le loro pareti sono ricoperte da un materiale omogeneo, di colorito rosato (membrana jalina).
MO.
Colorazione: ematossilina-eosina.
Ingrandimento 80×.

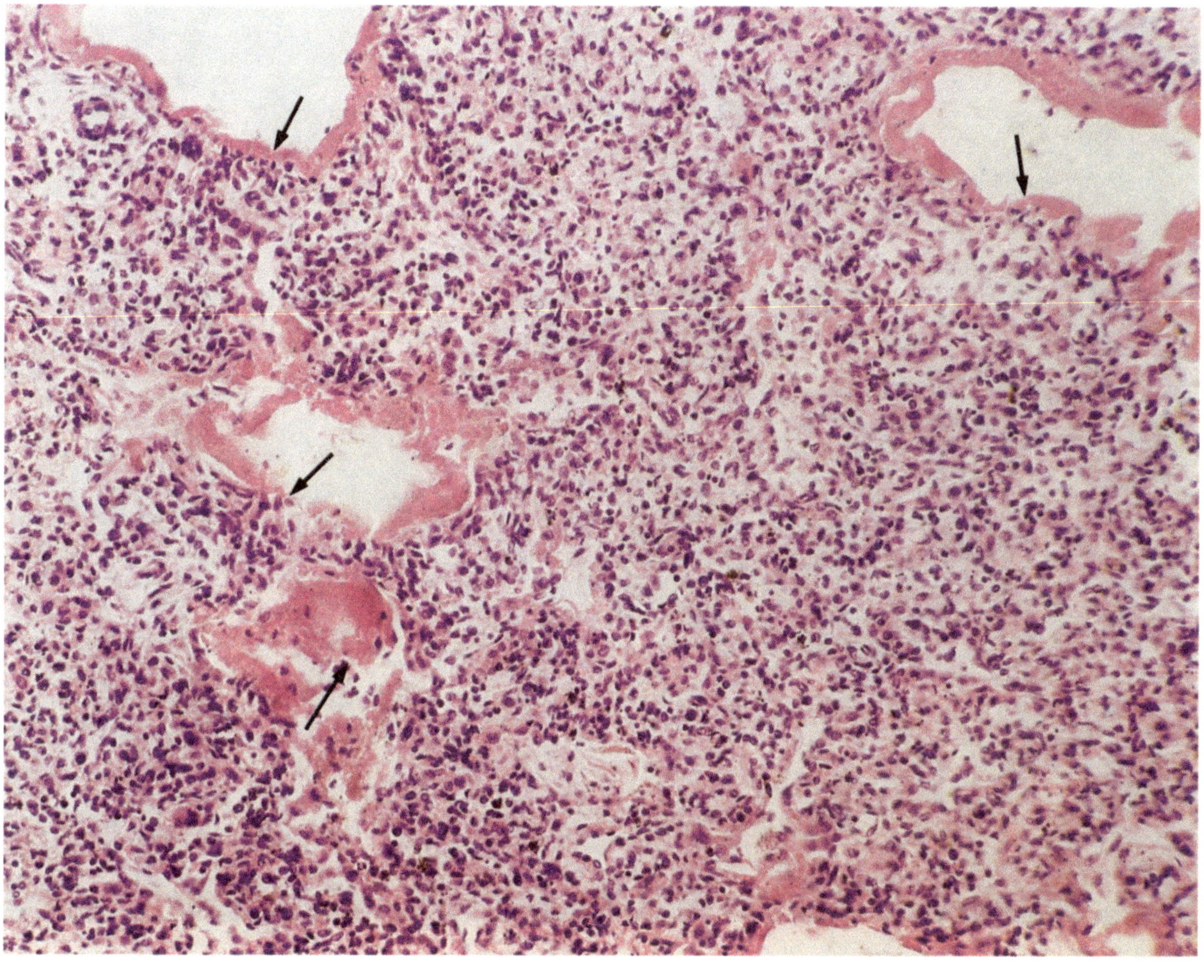

Fig. 37
Polmone atelettasico con diffusa presenza di membrane jaline (frecce). I lumi alveolari sono a stento riconoscibili in forma di sottili fessure.
MO.
Colorazione ematossilina-eosina.
Ingrandimento 80×.

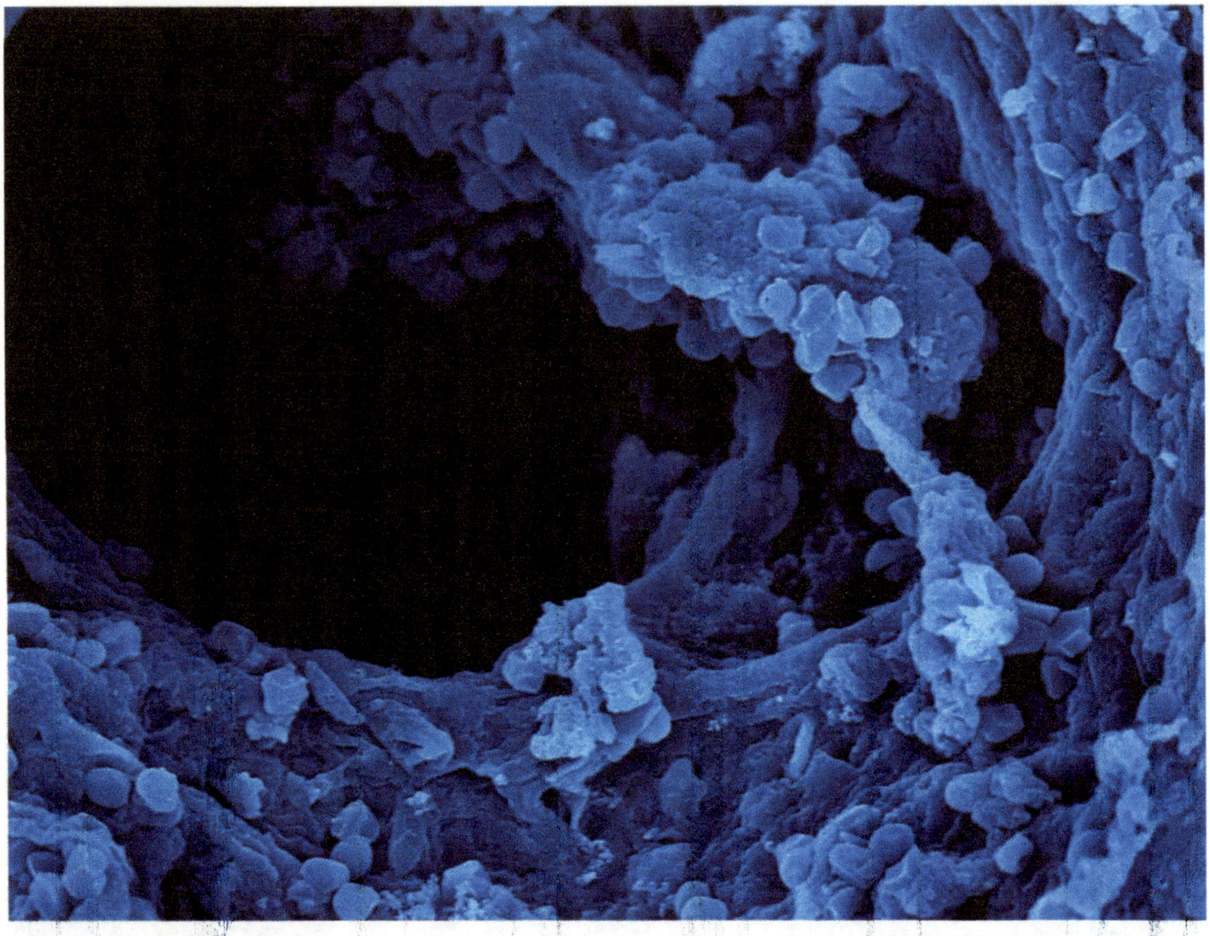

Fig. 38
Sindrome da insufficienza respiratoria del neonato: fase iniziale della formazione delle membrane jaline. La foto mostra un dotto alveolare ricoperto da detriti cellulari a distribuzione irregolare.
MES.
Ingrandimento 380 ×.

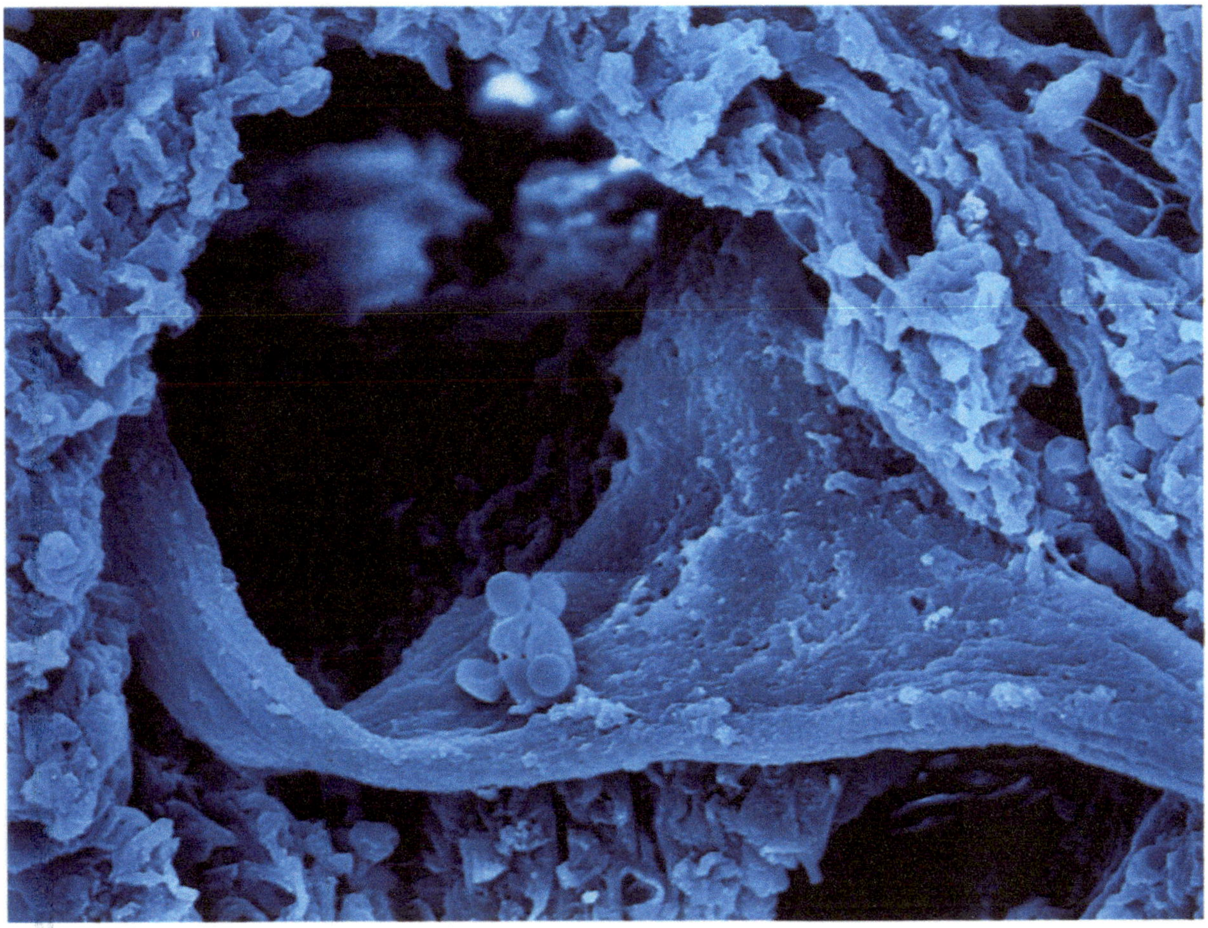

Fig. 39
Sindrome da insufficienza respiratoria del neonato: membrana jalina completamente formata. La membrana ricopre come un tappeto le pareti di un dotto alveolare.
MES.
Ingrandimento 390×.

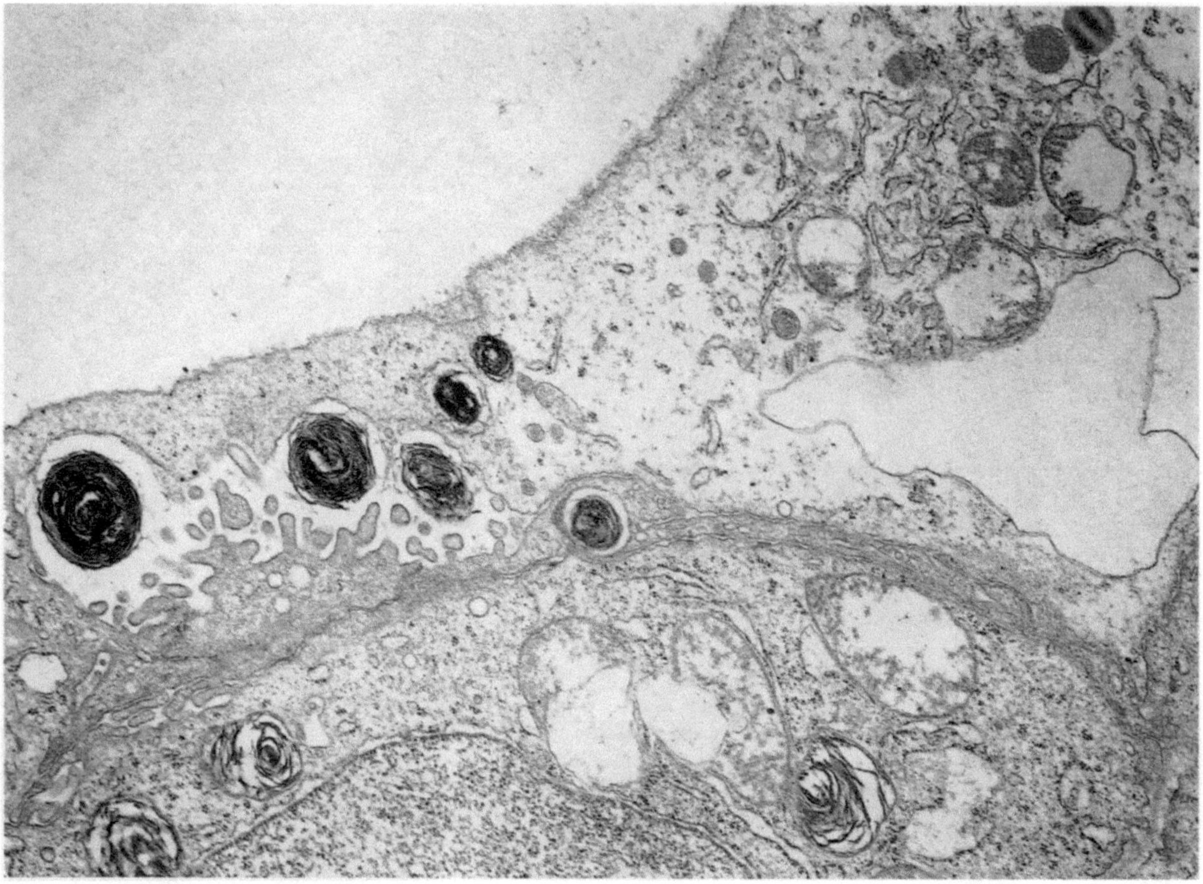

Fig. 40
Sezione di una membrana jalina in un dotto alveolare. La membrana è costituita da detriti cellulari, fra cui si riconoscono mitocondri e cisterne del reticolo endoplasmatico rugoso. A sinistra si osservano delle strutture lamellari di materiale tensioattivo.
MET.
Ingrandimento 16000 ×.

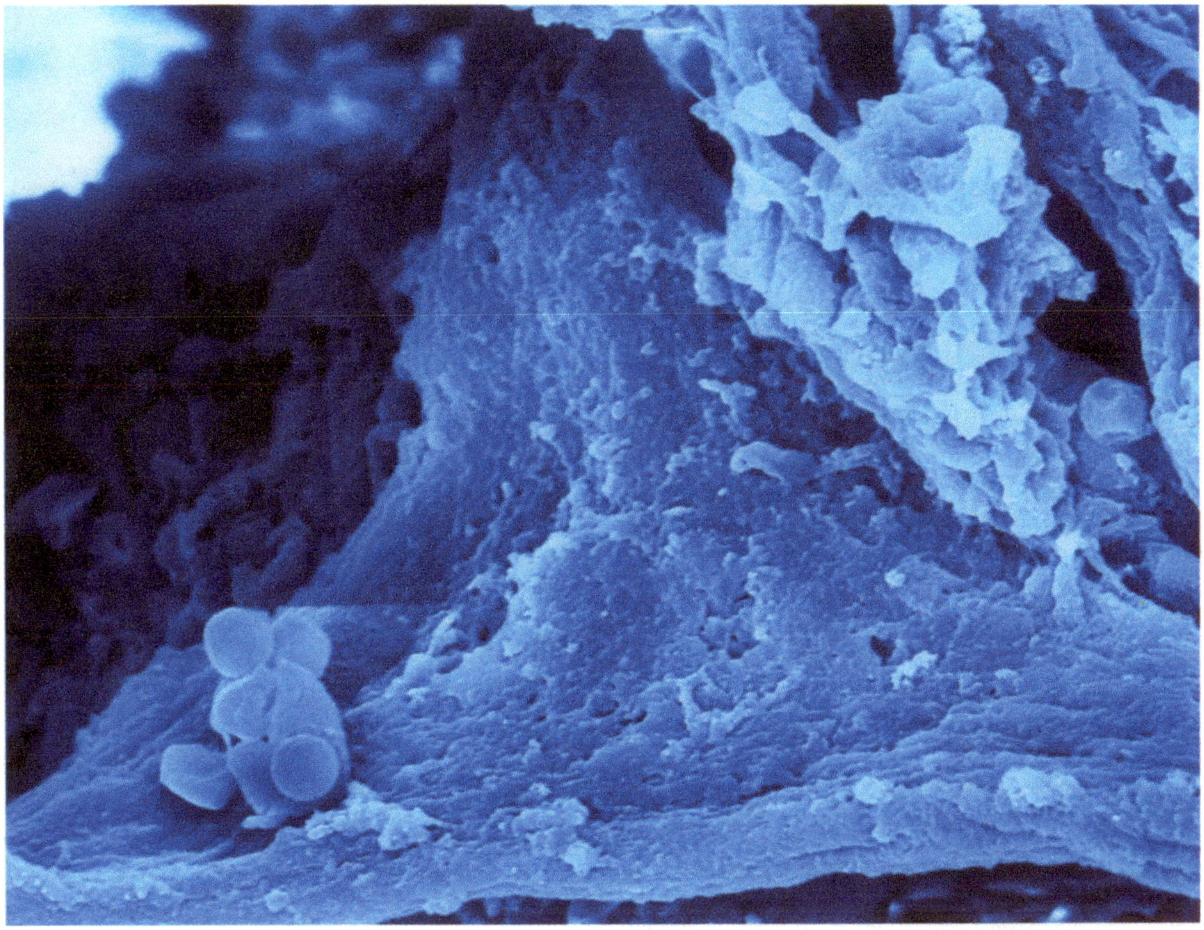

Fig. 41
Membrana jalina al di sopra dell'epitelio di un dotto alveolare. La membrana presenta un aspetto amorfo, finemente ondulato. In basso a sinistra vi sono alcuni eritrociti, segno di qualche piccola emorragia intralveolare.
MES.
Ingrandimento 430 ×.

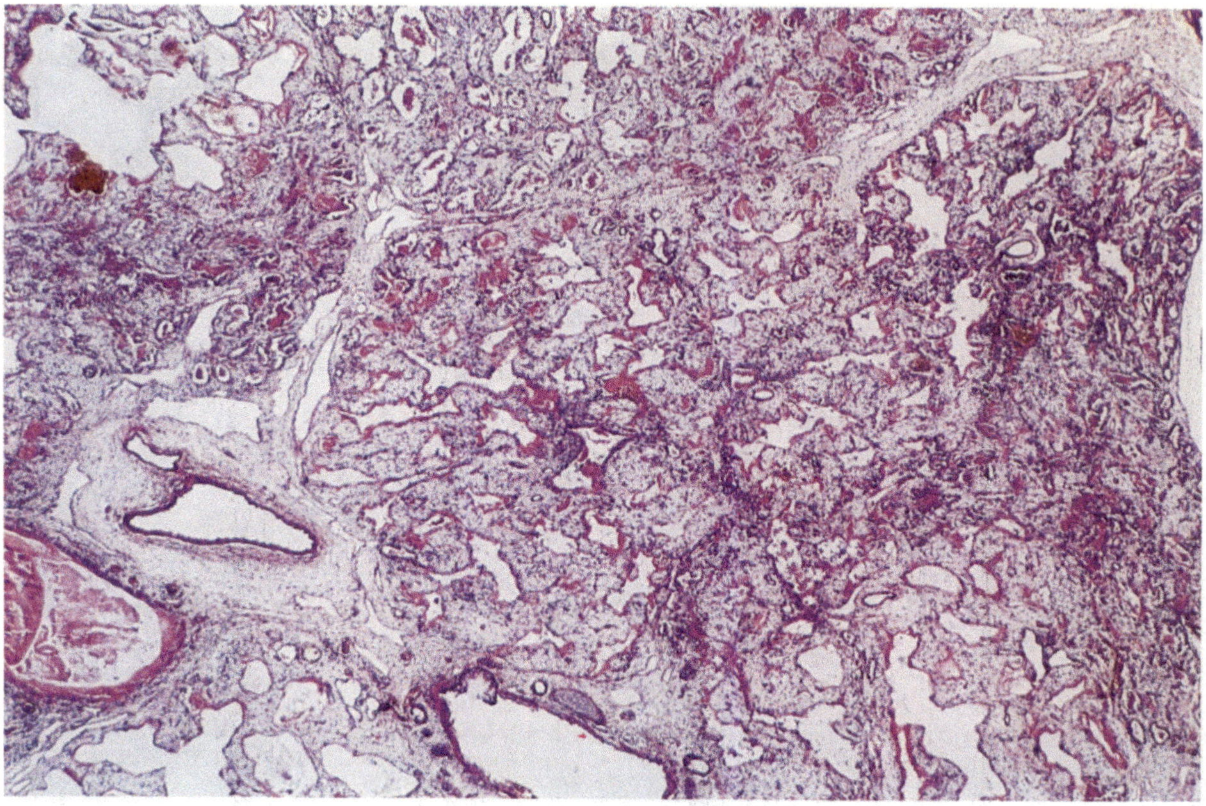

Fig. 42
Fase avanzata della sindrome da insufficienza respiratoria. In questo caso il neonato è sopravvissuto 4 settimane, durante le quali è stato sottoposto a ventilazione meccanica. Gli alveoli, i dotti alveolari ed i bronchioli sono irregolarmente dilatati e separati da un tessuto interstiziale ampio e fibrotico (clinicamente si parla di displasia broncopolmonare).
MO.
Colorazione: ematossilina-eosina.
Ingrandimento 60 ×.

7.3. Sindrome da insufficienza respiratoria dell'adulto (Figure 43–45)

I pazienti sottoposti a terapia intesiva per stato di shock di varia genesi, molto frequentemente sviluppano complicazioni polmonari. Oltre alle complicanze polmonitiche, può comparire un complesso quadro clinico, caratterizzato da dispnea, tachipnea, ipossiemia, ridotta sensibilità o «compliance» polmonare e da immagini radiologiche di infiltrati bilaterali diffusi a tutti i campi polmonari. Questo quadro clinico viene definito come sindrome da insufficienza respiratoria dello adulto o ARDS, dall'inglese «Adult Respiratory Distress Syndrom». La sindrome può essere scatenata da diverse condizioni patologiche che abbiano alterato i meccanismi di regolazione della respirazione o danneggiato le vie respiratorie e/o gli alveoli.

Numerosi studi clinici e sperimentali hanno dimostrato che vi è una stretta correlazione tra la sindrome da insufficienza respiratoria dell'adulto e quella del neonato. In entrambi i casi, il fattore patogenetico fondamentale è l'alterazione del surfattante polmonare.

Nelle sue fasi iniziali, la sindrome dell'adulto è caratterizzata da alterazioni istologiche polmonari molto limitate. Nelle arteriole polmonari si osservano accumuli di granulociti e di materiale granulare che può essere evidenziato con le colorazioni per la fibrina. In alcune zone polmonari compaiono edema ed emorragie interstiziali ed intralveolari. Successivamente compaiono membrane jaline che si dispongono negli alveoli e nei dotti alveolari, tappezzandone le pareti. Gli alveoli e i dotti alveolari sono dilatati. Tra la 4ª e la 5ª giornata dall'inizio del quadro clinico, compare un infiltrato infiammatorio alveolare.

Nelle fasi iniziali, l'edema del tessuto interstiziale è caratterizzato dalla dissociazione delle fibre collagene conseguente all'accumulo di liquido. Tra l'epitelio alveolare e l'endotelio capillare possono formarsi degli accumuli di liquido di variabile entità ed estensione. Questo liquido può successivamente diffondere attraverso la membrana basale dell'epitelio alveolare e determinarne l'apertura delle giunzioni intercellulari. In questo modo, il liquido può giungere nel lume alveolare distaccando il film di surfattante dalla superficie epiteliale. Il film monomolecolare ne risulta danneggiato ed il surfattante si dispone in forma di grosse vescicole. Si forma così una sorta di schiuma formata da vescicole di membrane fosfolipidiche.

Nelle fasi tardive la sindrome è caratterizzata, a livello interstiziale, dalla proliferazione dei fibroblasti e dalla produzione di fibre collagene. Nel giro di un mese si determina una grave fibrosi cicatriziale che porta ad un sovvertimento della struttura polmonare con dilatazione cistica degli alveoli.

Le alterazioni dei capillari polmonari sono state indagate molto accuratamente. Le varie condizioni patologiche di base quali sepsi, traumi o altro, determinano inizialmente la attivazione del sistema del complemento. La frazione C5a del complemento scatena l'aggregazione intravascolare dei leucociti a livello polmonare. I granulociti neutrofili, aggregatisi, liberano sostanze chimiche tossiche (es.: radicali liberi ossidanti) che danneggiano l'endotelio. I neutrofili liberano anche enzimi proteolitici che distruggono le fibre collagene. In questo modo vengono messe «a nudo» le altre proteine dell' interstizio, tra le quali l'elastina e la fibronectina. Queste, a loro volta, mantengono il processo infiammatorio agendo su varie proteine plasmatiche, attivando proteoliticamente il fattore di Hagemann, il fibrinogeno ed il complemento.

A questa sequenza di eventi si deve aggiungere che le sostanze polmonari ad attività antiproteolitica sono bloccate dai radicali liberi ossidanti e dalla più elevata concentrazione di ossigeno nell'aria inspirata, conseguente alla somministrazione terapeutica di ossigeno. Inoltre, si ritiene che le gravi alterazioni polmonari che si osservano nelle fasi avanzate della malattia siano dipendenti anche da una riduzione dell'apporto ematico, conseguente al formarsi di microtrombosi diffuse. Probabilmente l'evoluzione della malattia è influenzata anche da vari altri fattori, tra cui amine vasoattive che si liberano localmente (istamina, serotonina, chinina e

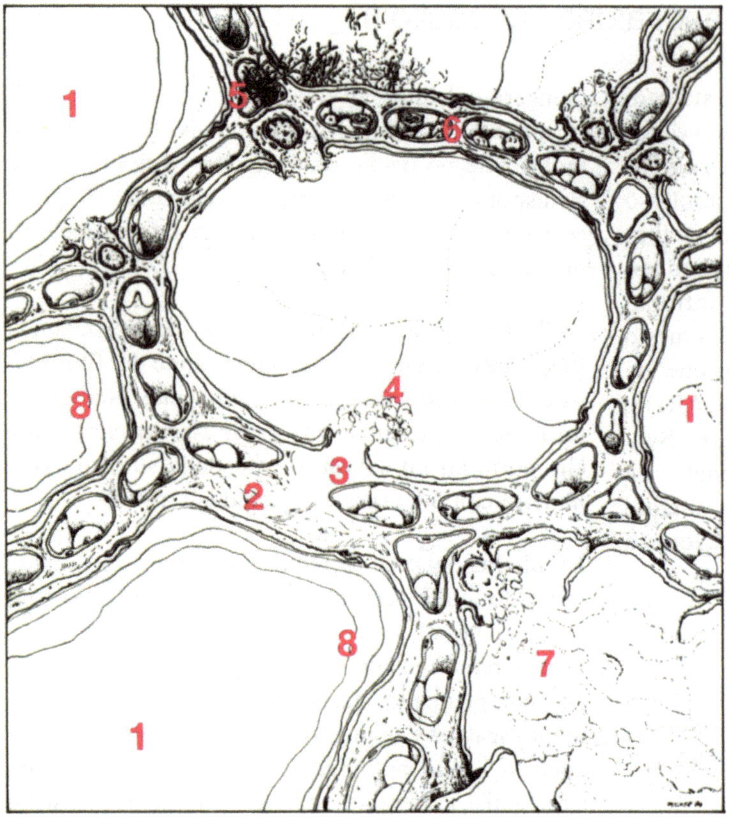

Fig. 43
Fattori patogenetici della sindrome da insufficienza respiratoria dell'adulto. Nelle fasi iniziali della malattia compare edema interstiziale. Il liquido si accumula nell'interstizio e poi al disotto dell'epitelio alveolare: successivamente determina l'apertura delle giunzioni intracellulari e si riversa nel lume alveolare distaccando il film di surfattante dalla superficie epiteliale. Di conseguenza il surfattante assume un aspetto schiumoso. Gli alveoli tendono a collassare (distelettasia) e nelle fasi avanzate si assiste alla loro totale chiusura (atelettasia). Negli stadi avanzati la malattia è caratterizzata da necrosi degli epiteli alveolari, trombosi dei capillari alveolari e formazione di membrane jaline.

1) Alveoli.
2) Edema interstiziale.
3) Passaggio di liquido nel lume alveolare.
4) Aspetto schiumoso del surfattante.
5) Passaggio di materiale proteico (fibrina) dai capillari agli alveoli.
6) Accumulo di leucociti nel lume dei capillari.
7) Necrosi dell'epitelio alveolare.
8) Membrana jalina.

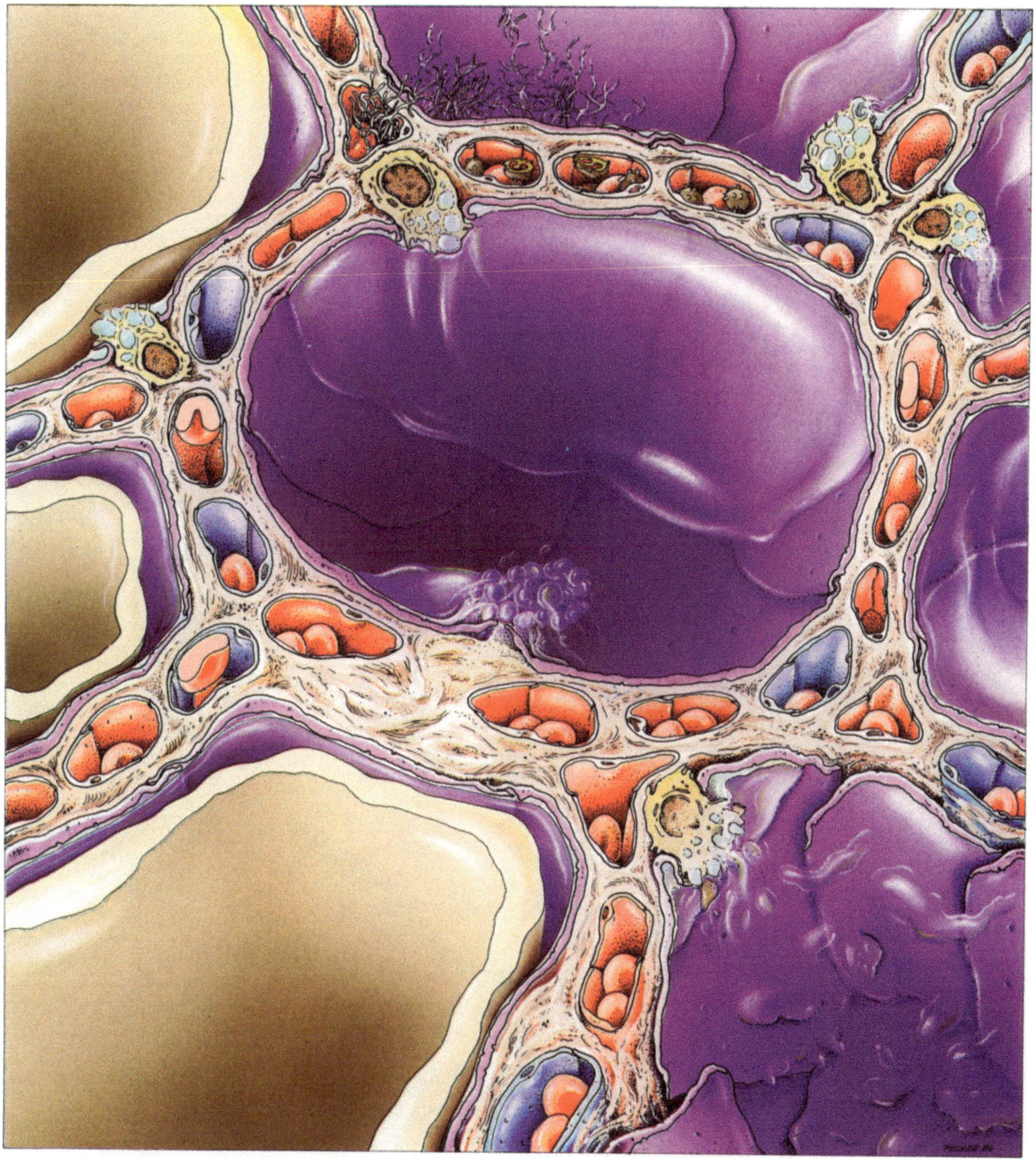

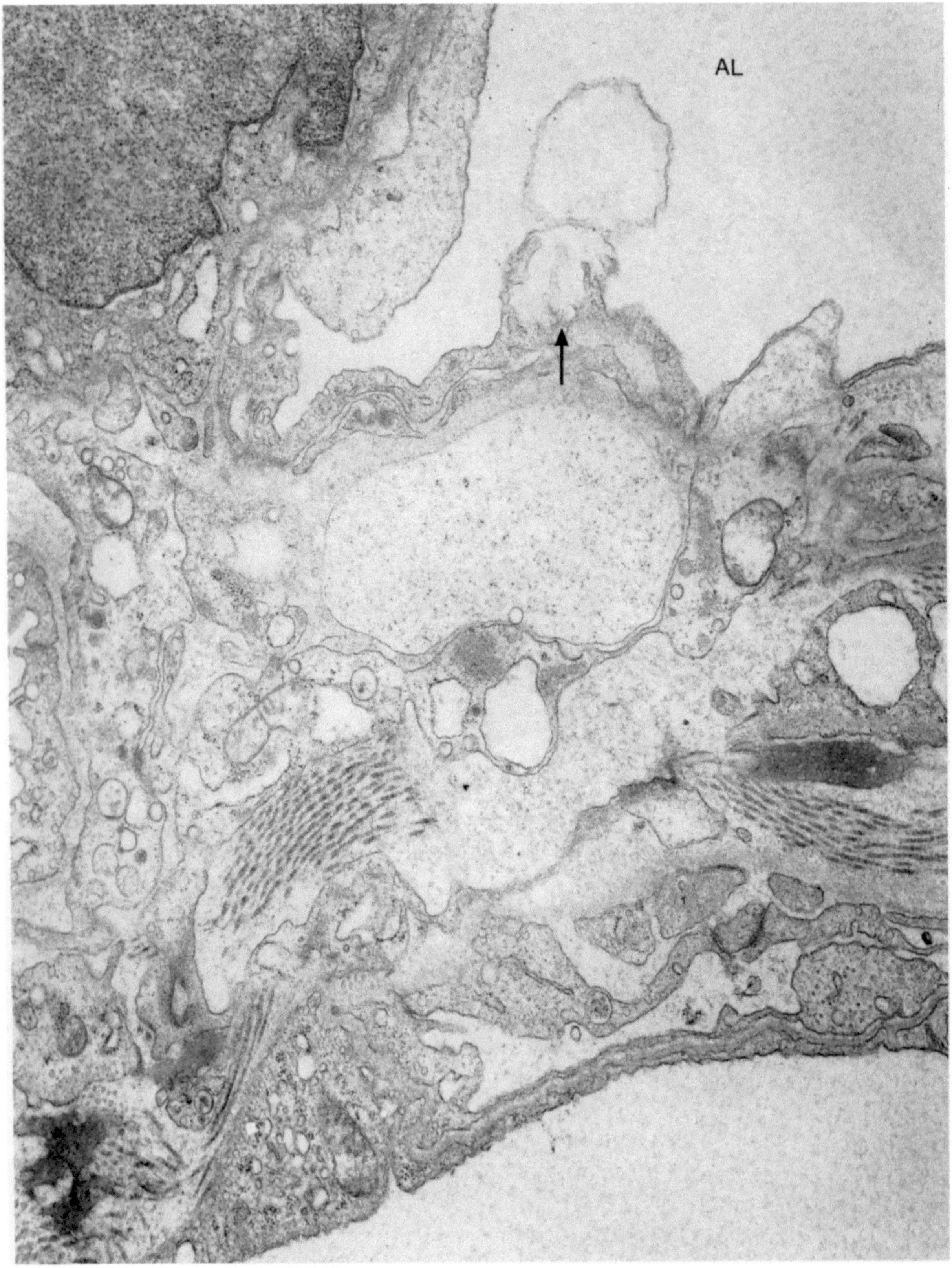
AL

catecolamine), immunocomplessi, linfochinine e linfotossine.

La alterata permeabilita' capillare, associata alla distruzione degli epiteli alveolari, danneggia gravemente il sistema del surfattante. Ciò si verifica secondo diverse modalità:

1) eliminazione del surfattante tramite il torrente circolatorio;
2) trasformazione del film monomolecolare di surfattante in un insieme di vescicole simile ad una schiuma;
3) alterazione della biosintesi del surfattante, conseguente a danno diretto dei pneumociti di 2° tipo;
4) ipossiemia, acidosi e ridotta perfusione polmonare.

Indipendentemente dal meccanismo eziopatogenetico di base, il danno al sistema del surfattante comporta due conseguenze: da un lato vi è una riduzione della espansibilità dei polmoni che determina l'aumento del lavoro respiratorio e del consumo di ossigeno da parte della muscolatura respiratoria, d'altro lato si verifica collasso alveolare, atelettasia e trasudazione di plasma nel lume alveolare con conseguente danneggiamento degli scambi gassosi.

Gli studi sperimentali e clinici di Lachmann et al. (1983, 1984) hanno dimostrato che il decorso della sindrome da insufficienza respiratoria dell'adulto può venir influenzato da variazioni della ventilazione meccanica, dalla terapia sostitutiva con surfattante e/o dalla attivazione della sintesi alveolare di surfattante.

In conclusione, la vasta documentazione clinica e sperimentale dimostra che la sindrome da insufficienza respiratoria dell'adulto è caratterizzata essenzialmente da due meccanismi patogenetici, l'alterazione della permeabilità dei capillari alveolari ed il danneggiamento del sistema del surfattante polmonare.

◁ Fig. 44
Sindrome da insufficienza respiratoria dell'adulto: fase iniziale. Le fibre collagene interstiziali sono separate fra loro dall'accumulo di liquido. Il liquido si accumula anche tra membrana basale ed epitelio alveolare: successivamente determina l'apertura delle giunzioni intracellulari (freccia) e si riversa nel lume alveolare (AL).
MET.
Ingrandimento 12 000 ×.

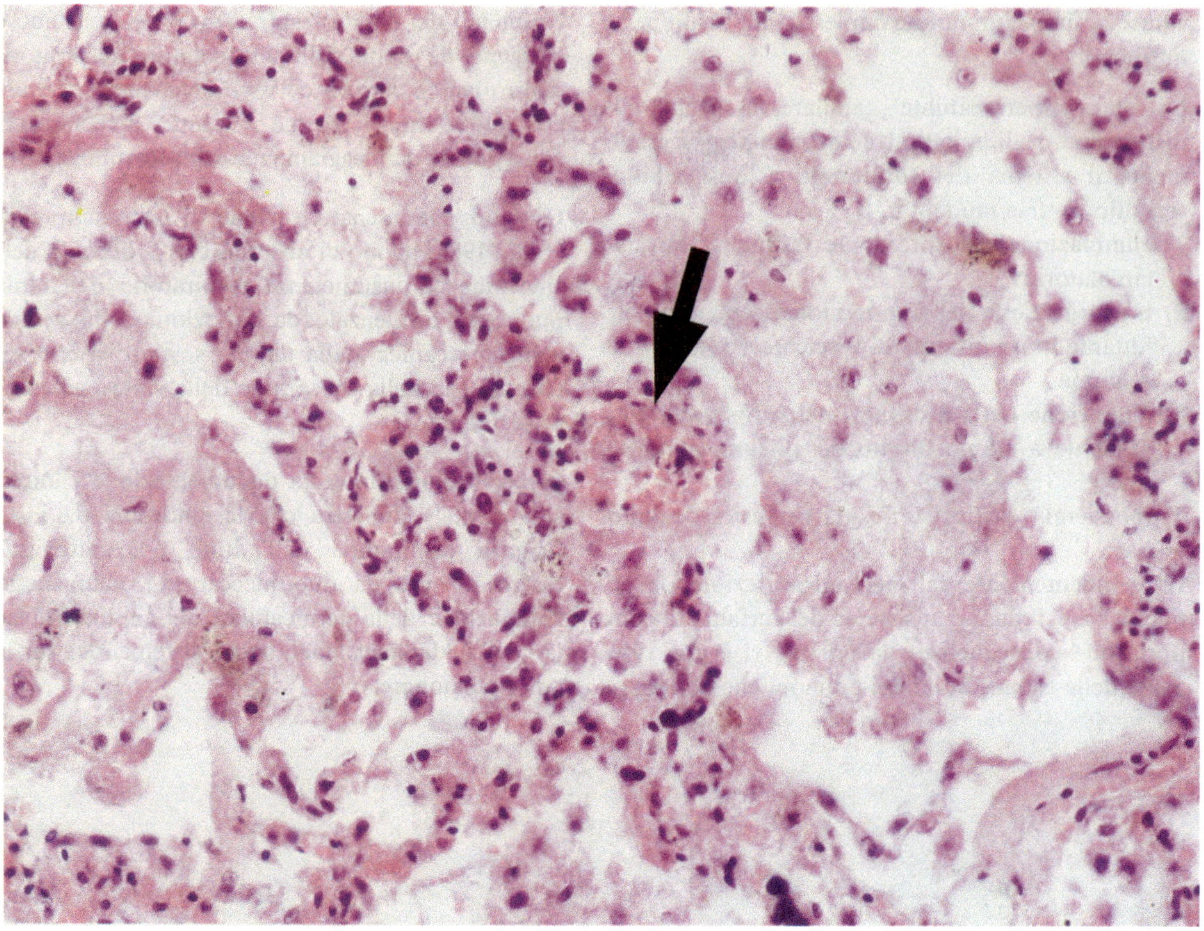

Fig. 45
Sindrome da insufficienza respiratoria dell'adulto. La sezione istologica mostra alcuni fenomeni fondamentali: la trombosi dei piccoli vasi (freccia), l'accumulo di materiale fibrinoide nel lume alveolare e la necrosi degli epiteli alveolari.
MO.
Colorazione ematossilina-eosina.
Ingrandimento 120×.

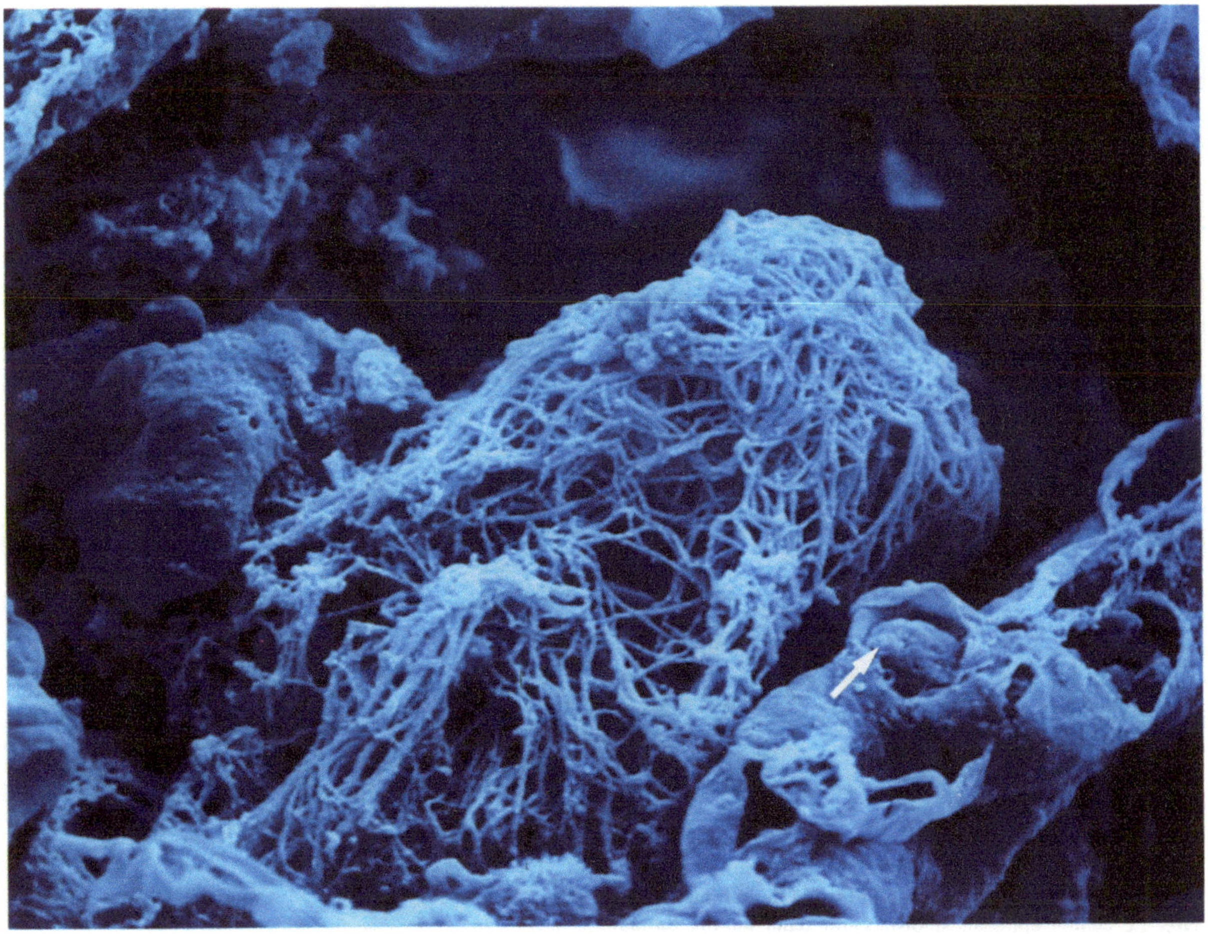

Fig. 46
Sindrome da insufficienza respiratoria dell'adulto. Nella foto si osserva un lume alveolare con accumulo di fibrina di aspetto filamentoso. La freccia indica un capillare occluso da trombo.
MES.
Ingrandimento 970 ×.

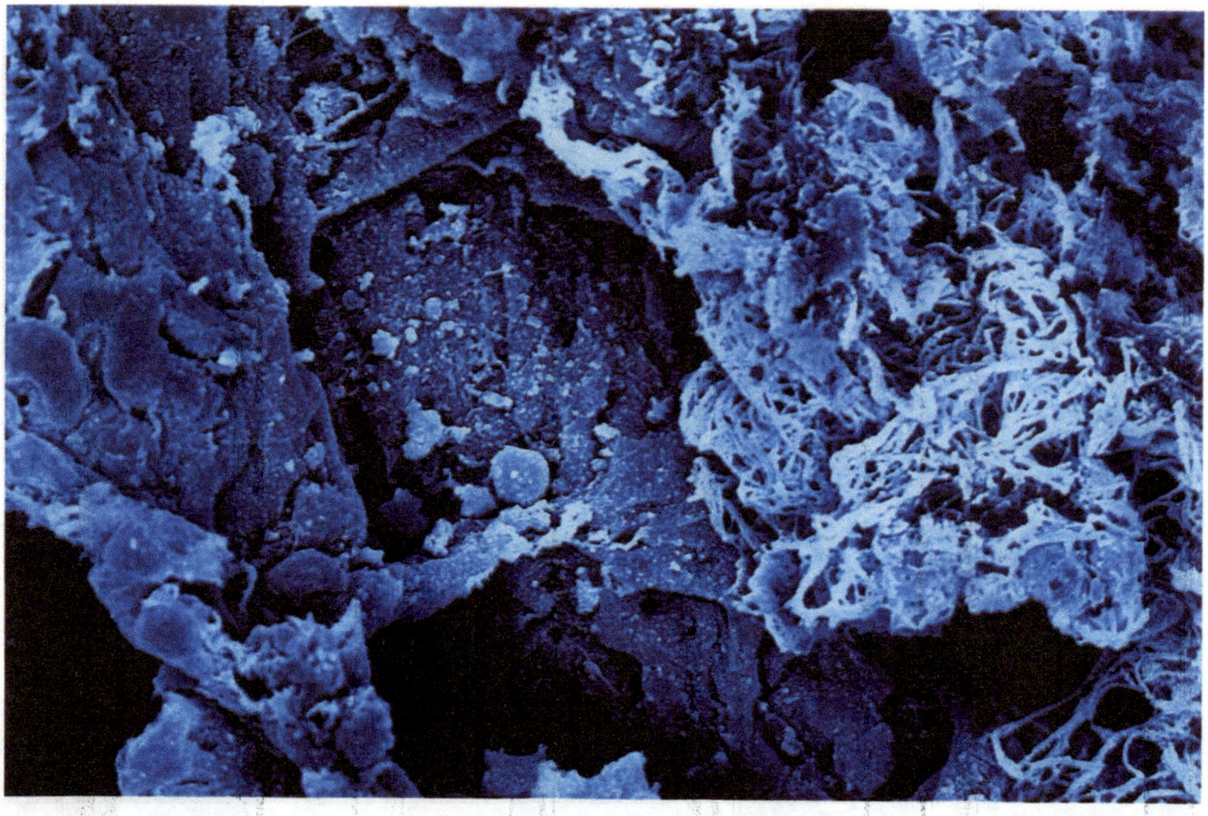

Fig. 47
Sindrome da insufficienza respiratoria dell'adulto: necrosi dell'epitelio alveolare e accumulo di fibrina in un lume alveolare. Le cellule epiteliali si distaccano dalla lamina basale della parete alveolare, si frammentano ed appaiono come masserelle di materiale amorfo.
MES.
Ingrandimento 180 ×.

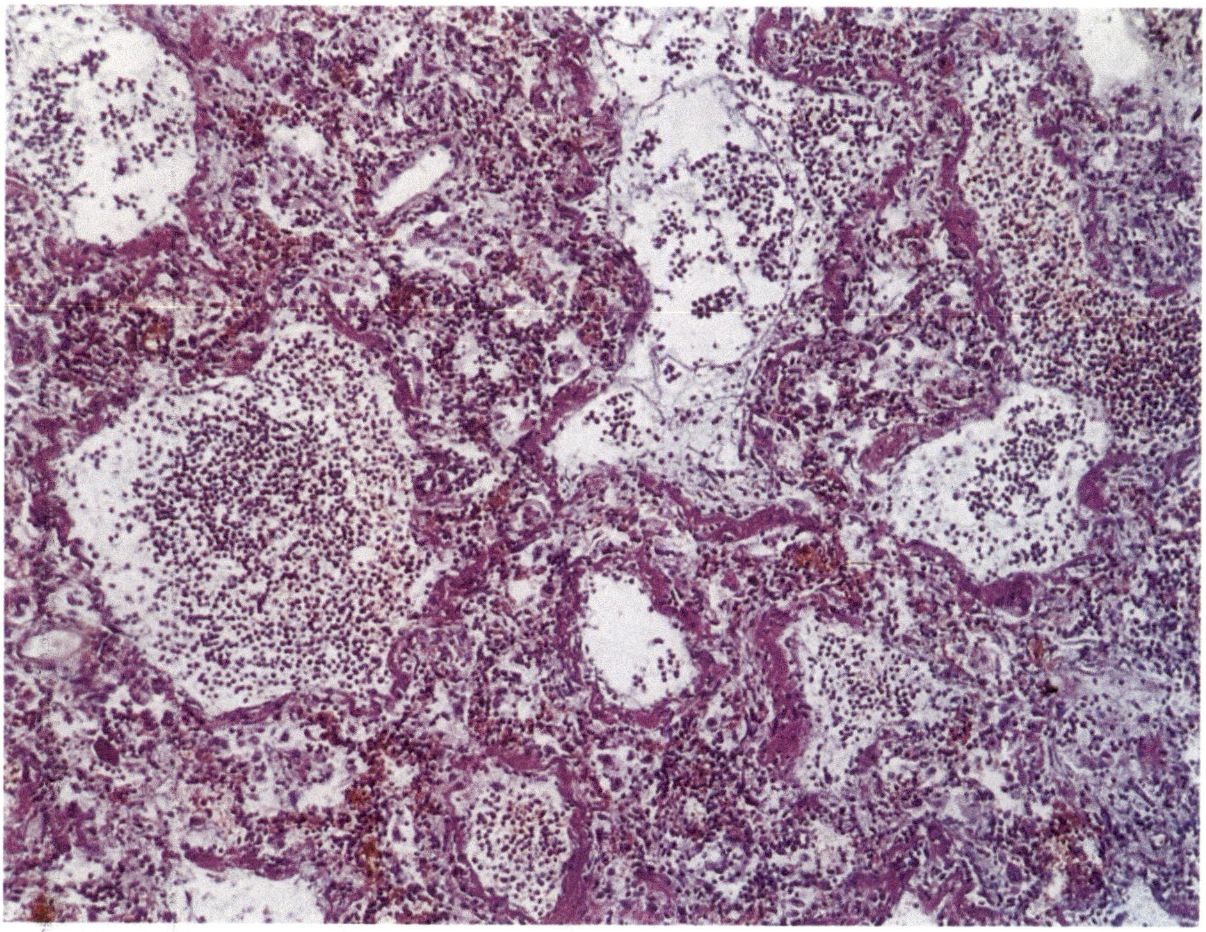

Fig. 48
Sindrome da insufficienza respiratoria nell'adulto: fase avanzata con formazione di membrane jaline. La sezione istologica dimostra chiaramente la presenza di materiale omogeneo, di colorito rosato che tappezza gli alveoli ed i dotti alveolari.
MO
Colorazione ematossilina-eosina.
Ingrandimento 80 ×.

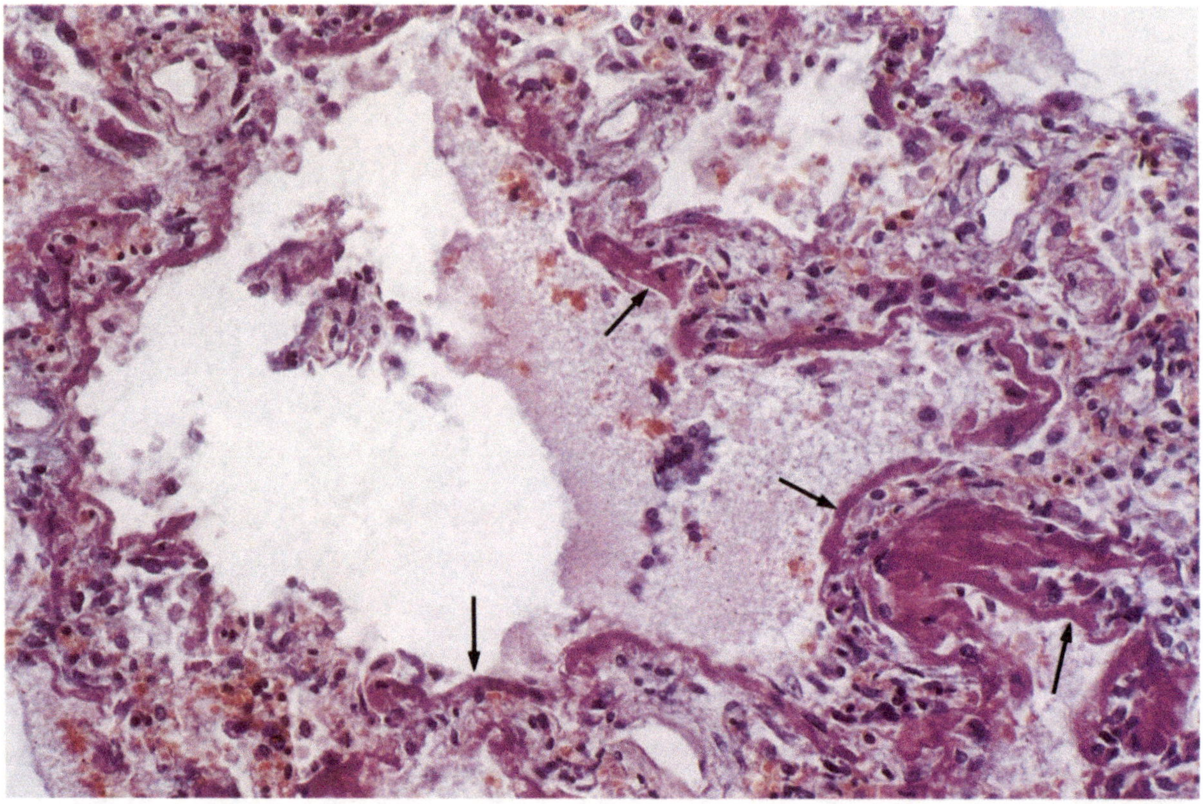

Fig. 49

Sindrome da insufficienza respiratoria dell'adulto. Il quadro istologico (a maggiore ingrandimento rispetto alla fig. 48) è caratterizzato da:

- ispessimento dei setti interalveolari a causa di edema interstiziale;
- formazione di membrane jaline (frecce) che rivestono le pareti alveolari;
- focali necrosi dell'epitelio alveolare;
- accumuli interalveolari di essudato e fibrina;
- irregolari microemorragie interalveolari.

MO.
Colorazione ematossilina-eosina.
Ingrandimento 620 ×.

Fig. 50

Sindrome da insufficienza respiratoria dell'adulto: necrosi ▷ dell'epitelio alveolare ed irregolare aggregazione del surfattante. Il lume alveolare è occupato da detriti cellulari e strutture laminari concentriche (aggregati di surfattante). Il distacco delle cellule necrotiche mette a nudo la lamina basale.
MES.
Ingrandimento 8500 ×.

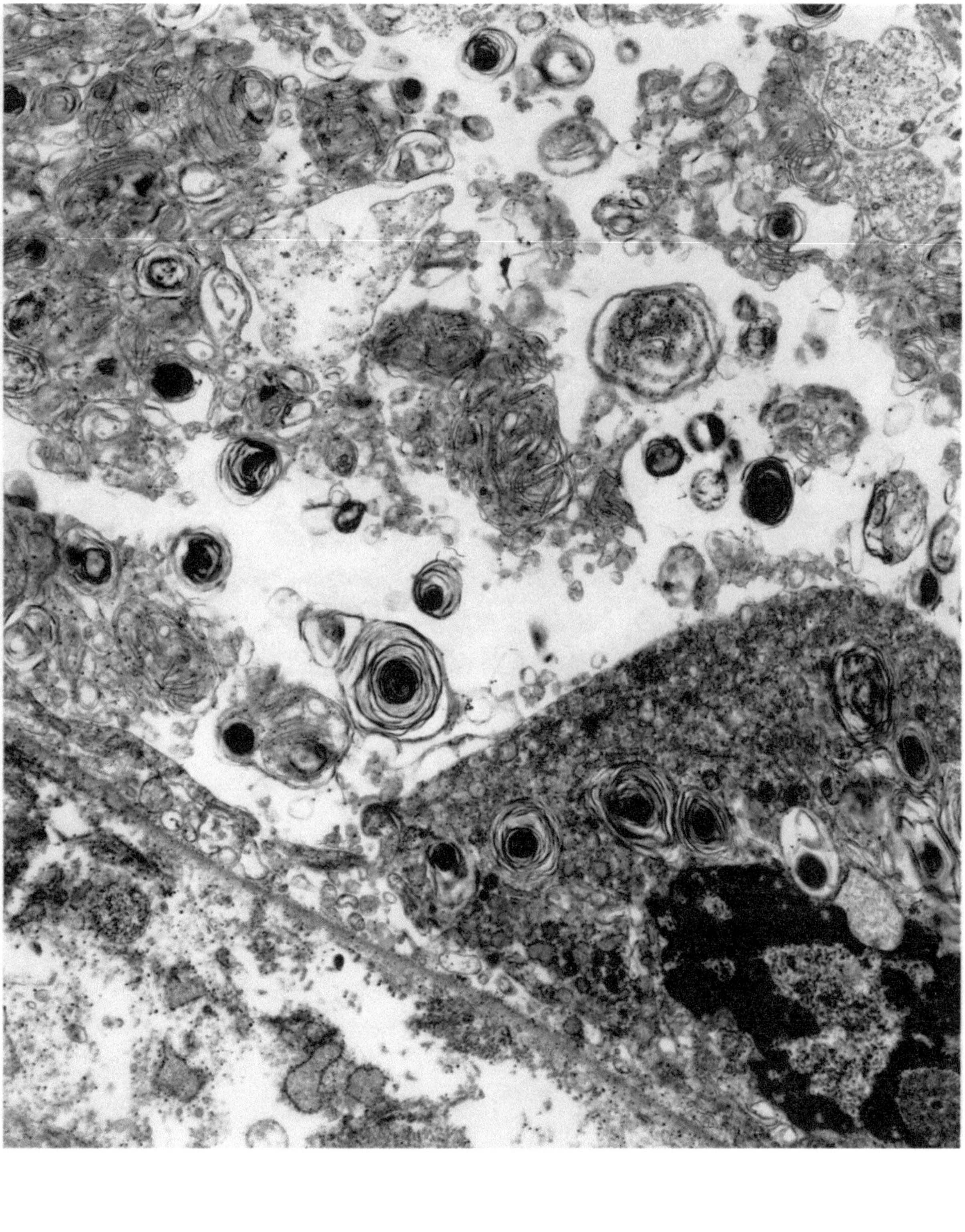

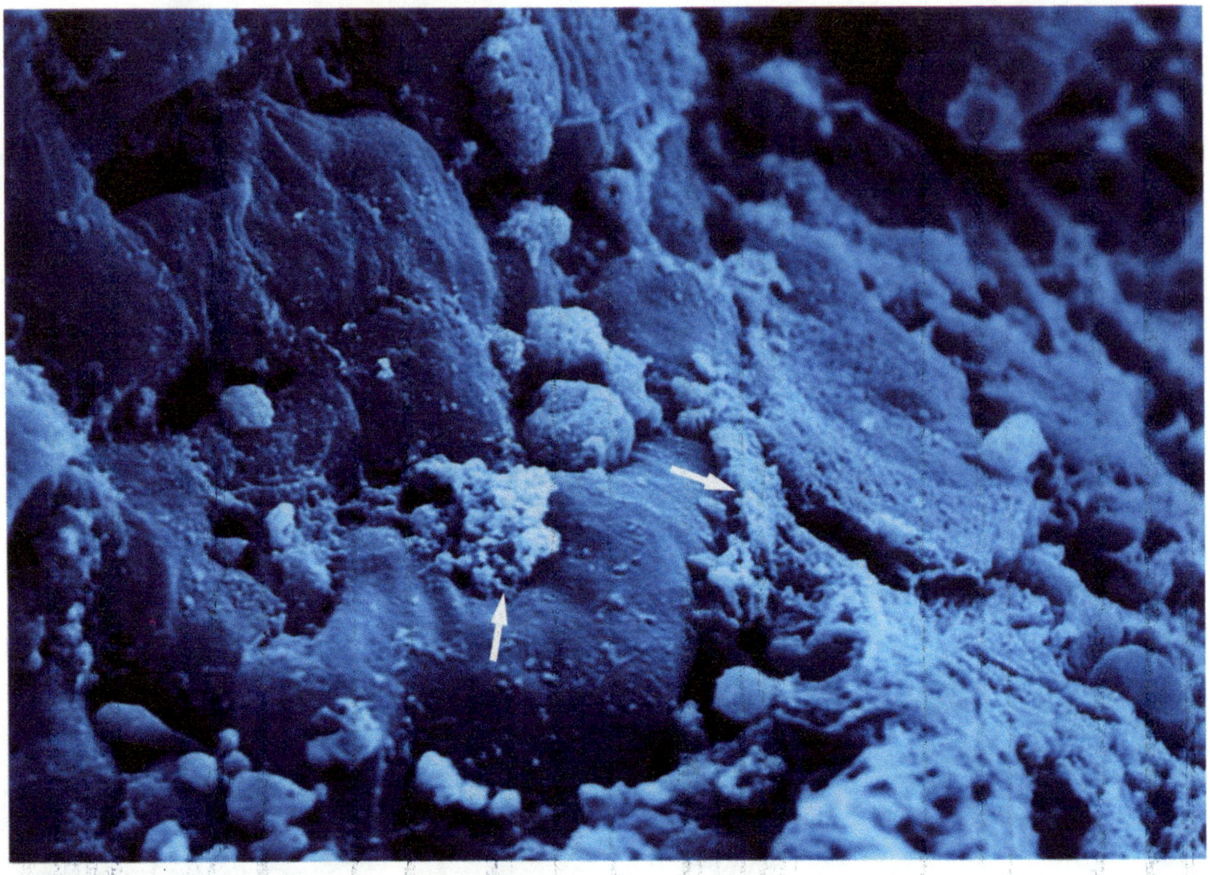

Fig. 51
Sindrome da insufficienza respiratoria nell'adulto: aspetto di una cavità alveolare. Le frecce indicano gli aggregati lamellari di surfattante, disposti al disopra delle cellule epiteliali. Nel lume alveolare si osservano anche numerosi detriti cellulari.
MES.
Ingrandimento 1100 ×.

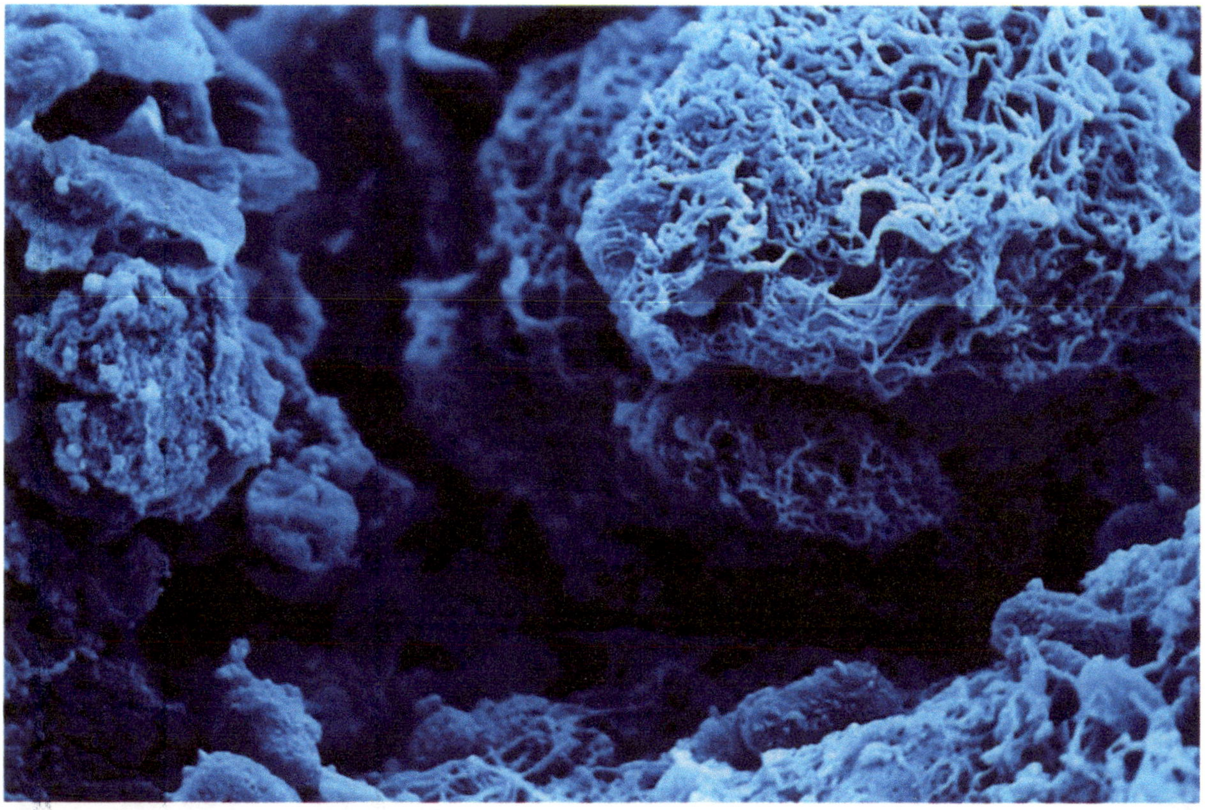

Fig. 52
Sindrome da insufficienza respiratoria dell'adulto: irregolare dilatazione degli alveoli (distelettasia). Nel lume alveolare si osservano cellule infiammatorie, prevalentemente macrofagi, e accumuli di fibrina (a destra nella foto).
MES.
Ingrandimento 370 ×.

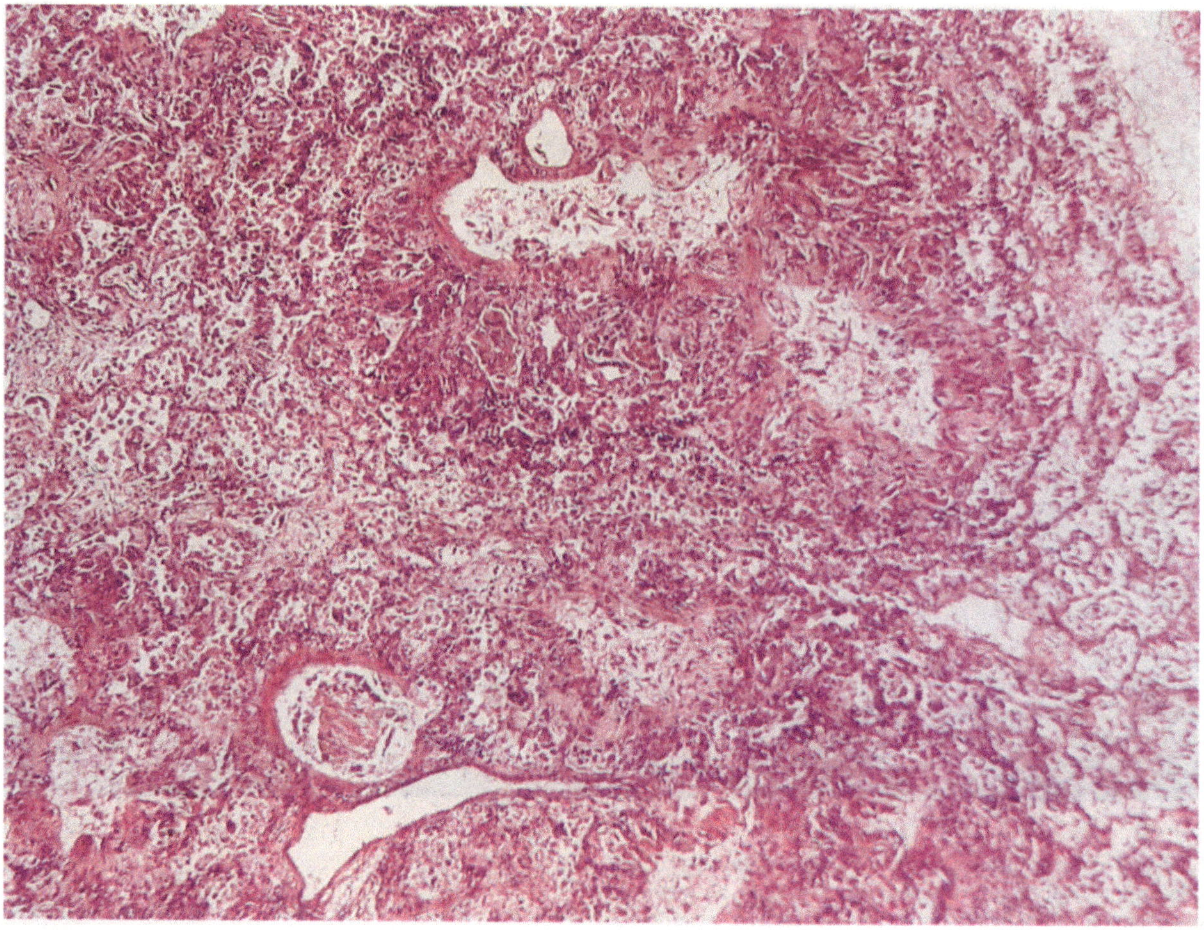

Fig. 53
Sindrome da insufficienza respiratoria dell'adulto: stadio avanzato, dopo 3 settimane di respirazione artificiale. Gli alveoli presentano lumi irregolari (distelettasia), mentre i bronchioli e i dotti alveolari sono assai dilatati. I setti connettivali del parenchima polmonare sono caratterizzati da edema e fibrosi.
MO.
Colorazione ematossilina-eosina.
Ingrandimento 80 ×.

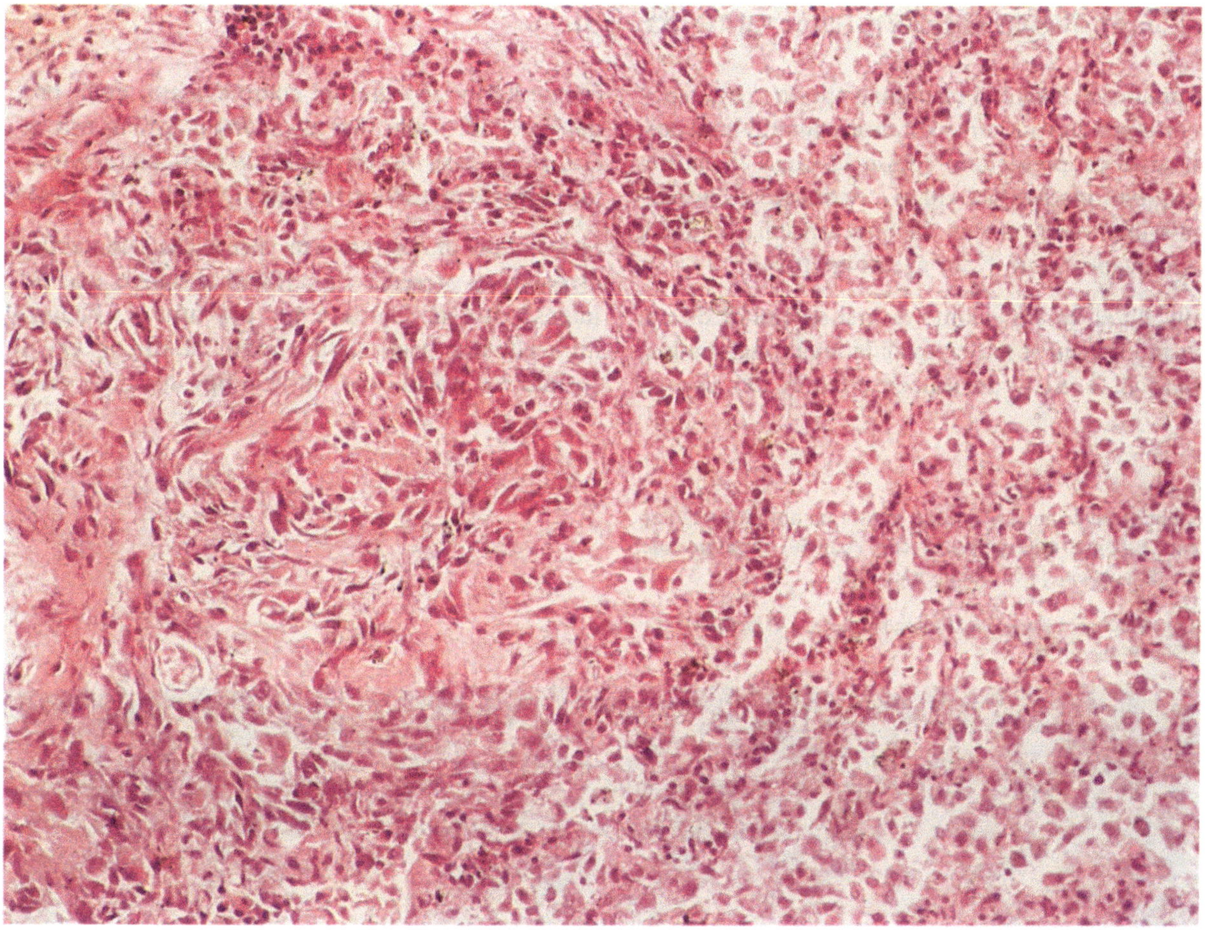

Fig. 54
Sindrome da insufficienza respiratoria dell'adulto: grave fibrosi interstiziale. L'immagine a maggiore ingrandimento (stesso caso di fig. 53) dimostra la diffusa attivazione dei fibroblasti interstiziali con irregolare produzione di fibre collagene. Gli alveoli appaiono distelettasici con diffusa necrosi epiteliale.
MO.
Colorazione ematossilina-eosina.
Ingrandimento 380×.

7.4. Surfattante e polmoniti (Figure 55–63)

Le polmoniti alveolari insorgono spesso come fenomeni secondari in corso di altre malattie non polmonari e rappresentano spesso la causa di morte. Per questo motivo, si è giunti a riconoscere l'importantissimo ruolo svolto dai meccanismi di difesa degli alveoli contro i vari agenti infettivi.

A livello alveolare vi sono diversi sistemi di difesa. Vi sono sistemi specifici, quali le immunoglobuline, i linfociti T ed i vari sistemi effettori del sistema immunitario (sistema del complemento, della properdina e di macrofagi alveolari) e sistemi aspecifici, tra i quali ha un ruolo di particolare importanza il sistema del surfattante (O'Neill et al., 1984).

Si è potuto dimostrare «in vitro» che i macrofagi alveolari in presenza di surfattante hanno una più intensa attività fagica e un più attivo «killing» intracellulare degli stafilococchi. Si ritiene che il surfattante abbia una attività opsonizzante (cioè

Fig. 55
Polmonite alveolare. La sezione mostra un alveolo irregolarmente espanso (distelettasico) con essudato intraluminale, ricco di leucociti e con isolati macrofagi.
MO.
Sezione semifine. Colorazione: fucsina basica e blu di metilene.
Ingrandimento 620 ×.

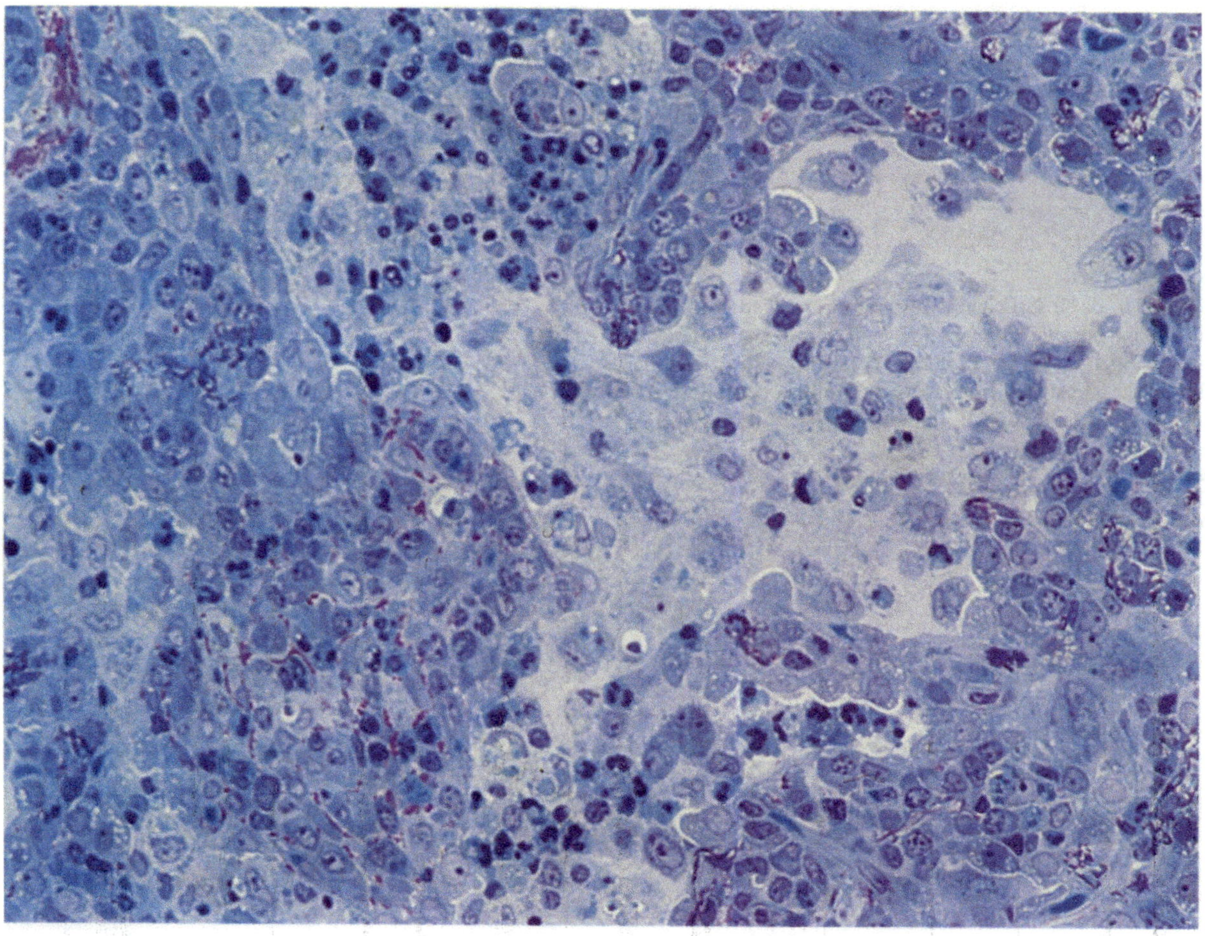

facilitante la fagocitosi): favorisce l'adesione dei batteri alla superficie dei macrofagi e ne consente la incorporazione nei vacuoli di fagocitosi (Nguyen et al., 1982).

E' assai probabile che le frequenti superinfezioni batteriche del sistema alveolare conseguenti ad infezioni virali primitive, siano la conseguenza di un danno virale del sistema del surfattante. L'infezione virale, infatti, può comportare un danno diretto dei pneumociti di 2° tipo con conseguente riduzione della sintesi di surfattante. Ne consegue la riduzione della «clearance» macrofagica dei batteri, cioè della capacità dei macrofagi di eliminare i batteri. In questo modo, si determinano condizioni favorenti l'insorgere di una polmonite batterica (O'Neill et al., 1984).

Queste considerazioni sono ulteriormente confermate dall'osservazione che i pazienti affetti da sindrome da insufficienza respiratoria con grave danno del sistema surfattante, hanno un elevatissimo rischio di polmonite batterica (Ashangh e Petty, 1972; Stevens et al., 1974).

Fig. 56
Gruppo di batteri a contatto con l'epitelio alveolare, a livello di una interruzione del film di surfattante (freccia).
MES.
Ingrandimento 14000 ×.

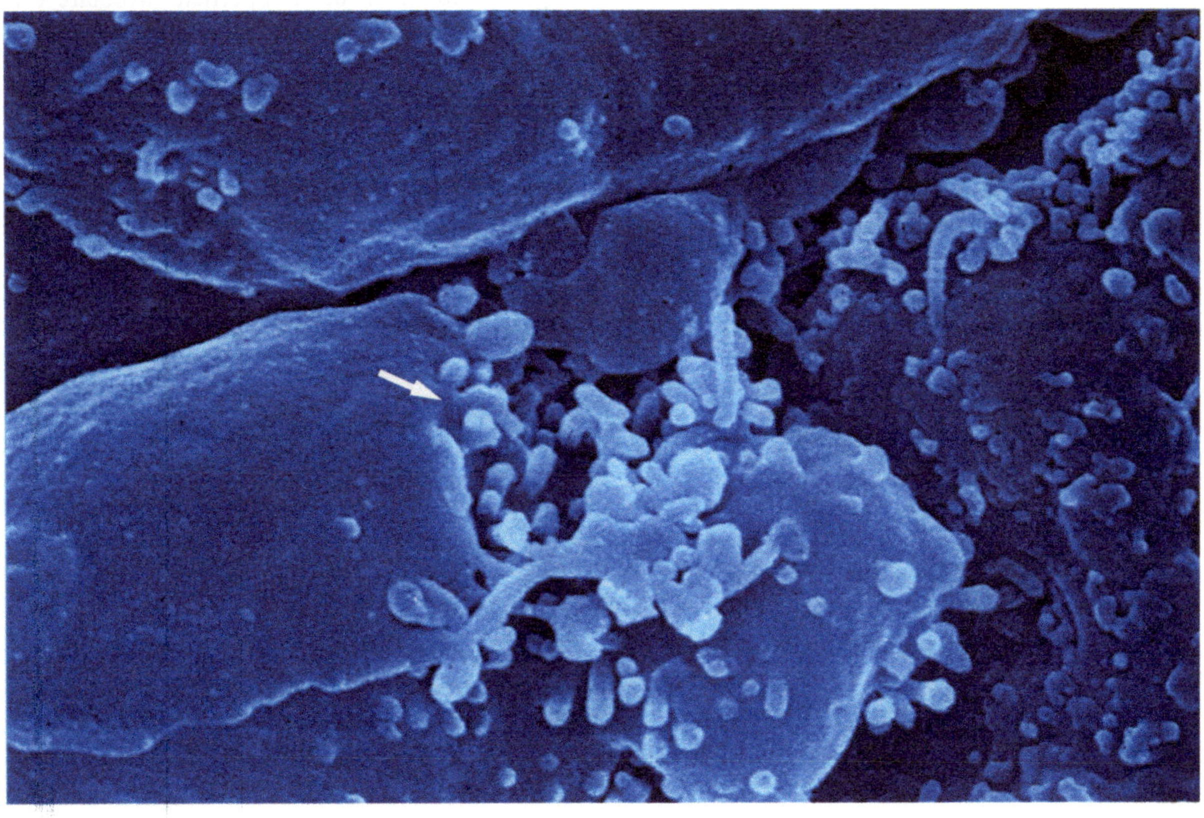

Le polmoniti interstiziali sono caratterizzate da uno schema patogenetico di base che appare indipendente dal tipo di agente scatenante la malattia. In questo schema si riconoscono diverse fasi che contraddistinguono l'insorgere, l'estendersi e il suddividersi del processo patologico.

All'inizio della reazione infiammatoria si osserva un ispessimento dei setti interalveolari per l'edema interstiziale conseguente all'aumento della permeabilità della parete dei capillari. La lamina basale della parete alveolare diviene più spessa e meno compatta; focalmente si osserva il distacco delle sue porzioni alveolari da quelle endoteliali. Si può quindi avere la fuoriuscita di liquido sierofibrinoso nel lume alveolare, accompagnato da occasionali microemorragie. In queste fasi iniziali i setti interalveolari possono contenere alcuni isolati leucociti. L'accumulo interstiziale di liquido determina una riduzione della espansibilità delle pareti alveolari durante i movimenti respiratori. La riduzione della espansibilità comporta una alterazione del surfattante e un danno agli epiteli alveolari. Infatti il surfattante si distacca dalla parete alveolare, si dispone in strutture lamellari concentriche e di conseguenza si ha una variazione della tensione superficiale. Questa variazione di tensione induce una attivazione dei pneumociti di 2° tipo che aumentano la biosintesi e la secrezione di surfattante. Questo materiale tensioattivo però non può disporsi in modo regolare sulla superficie alveolare a causa delle alterazioni dei setti interalveolari. Di conseguenza il surfattante si accumula nel lume alveolare in forma di strutture lamellari concentriche. Questo accumulo intralveolare di surfattante richiama numerosi macrofagi che migrano nel lume alveolare. I macrofagi fagocitano il surfattante che può essere osservato nei fagosomi intracitoplasmatici in forma di membrane stratificate concentriche.

L'attivazione dei macrofagi ad opera del surfattante appare di importanza fondamentale per l'attivazione dei fibroblasti interstiziali. I processi di fagocitosi macrofagica, infatti, comportano la liberazione di vari enzimi, in particolare enzimi proteolitici, che determinano l'attivazione dei fibroblasti. Sperimentalmente si è dimostrato che gli enzimi proteolitici vengono liberati in conseguenza della necrosi dei macrofagi che hanno fagocitato il surfattante in eccesso. Le necrosi possono verificarsi sia in sede intralveolare che interstiziale. La conseguente attivazione dei fibroblasti determina la sintesi di fibre collagene e porta alla fibrosi interstiziale.

Accanto a questi eventi, si assiste ad un aumento degli infiltrati infiammatori interstiziali con conseguente ispessimento dei setti alveolari. I capillari vengono allontanati dalla superficie alveolare e la distanza tra aria e sangue aumenta fino a comportare una riduzione degli scambi gassosi.

Il progressivo diffuso aumento delle fibre collagene interstiziali determina quindi il quadro istologico e clinico della fibrosi polmonare.

In conclusione si può affermare che la fibrosi polmonare è una conseguenza della reazione infiammatoria macrofagica scatenata dall'eccesso di surfattante che si accumula a livello endoalveolare.

Fig. 57
Polmonite alveolare. Infiltrato infiammatorio interalveolare ▷ ed interstiziale, ricco di leucociti. Nel lume alveolare, in alto a destra, si osservano accumuli di surfattante di varie dimensioni.
MET.
Ingrandimento 4400 ×.

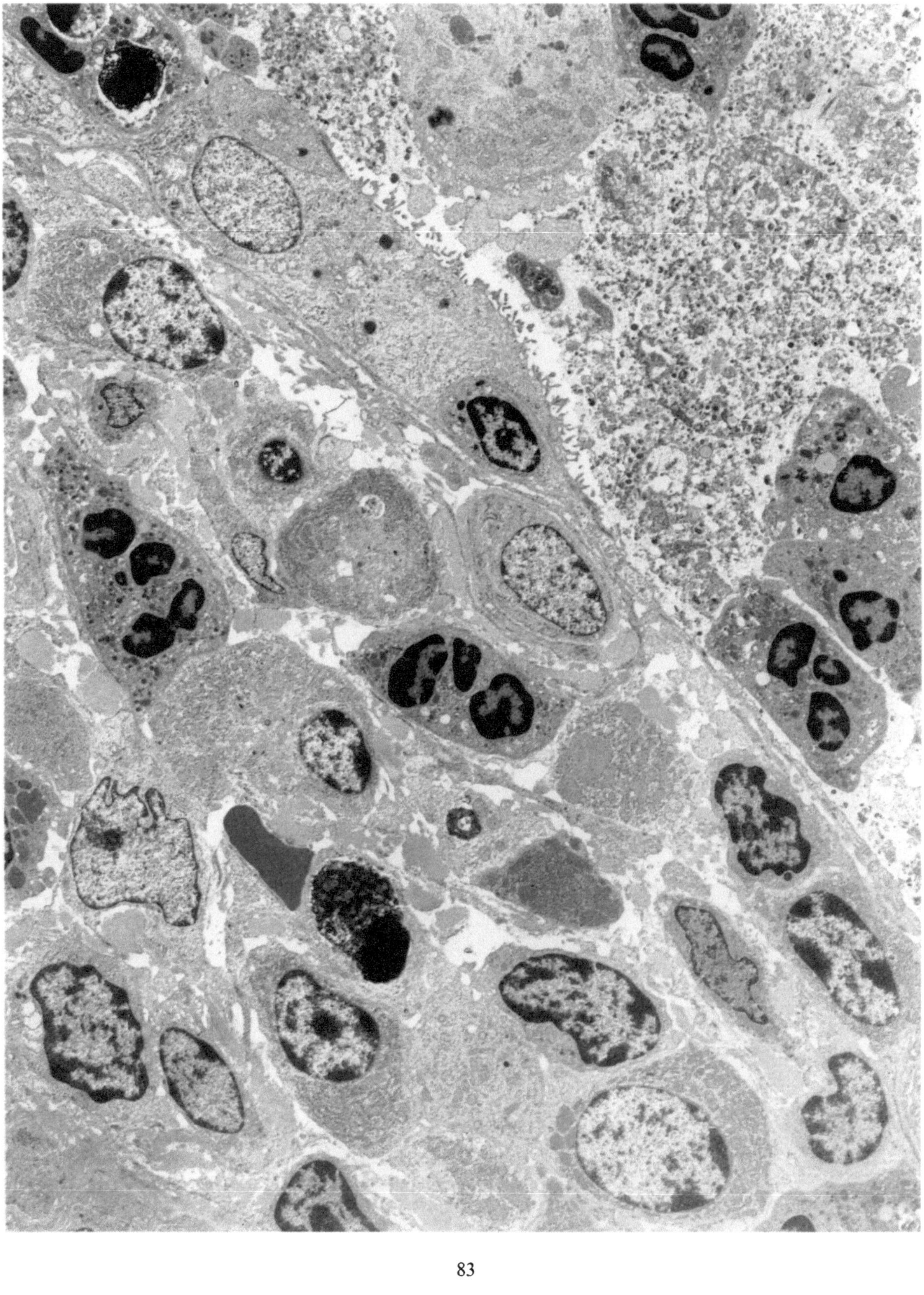

Fig. 58
Alveolo distelettasico in corso di polmonite alveolare. Nel lume alveolare vi è un accumulo di liquido (essudato) con leucociti e macrofagi. Nell'essudato si osservano accumuli di surfattante e macrofagi in necrosi con fagolisosomi contenenti surfattante e frammenti di batteri (frecce).
MET.
Ingrandimento 5000 ×.

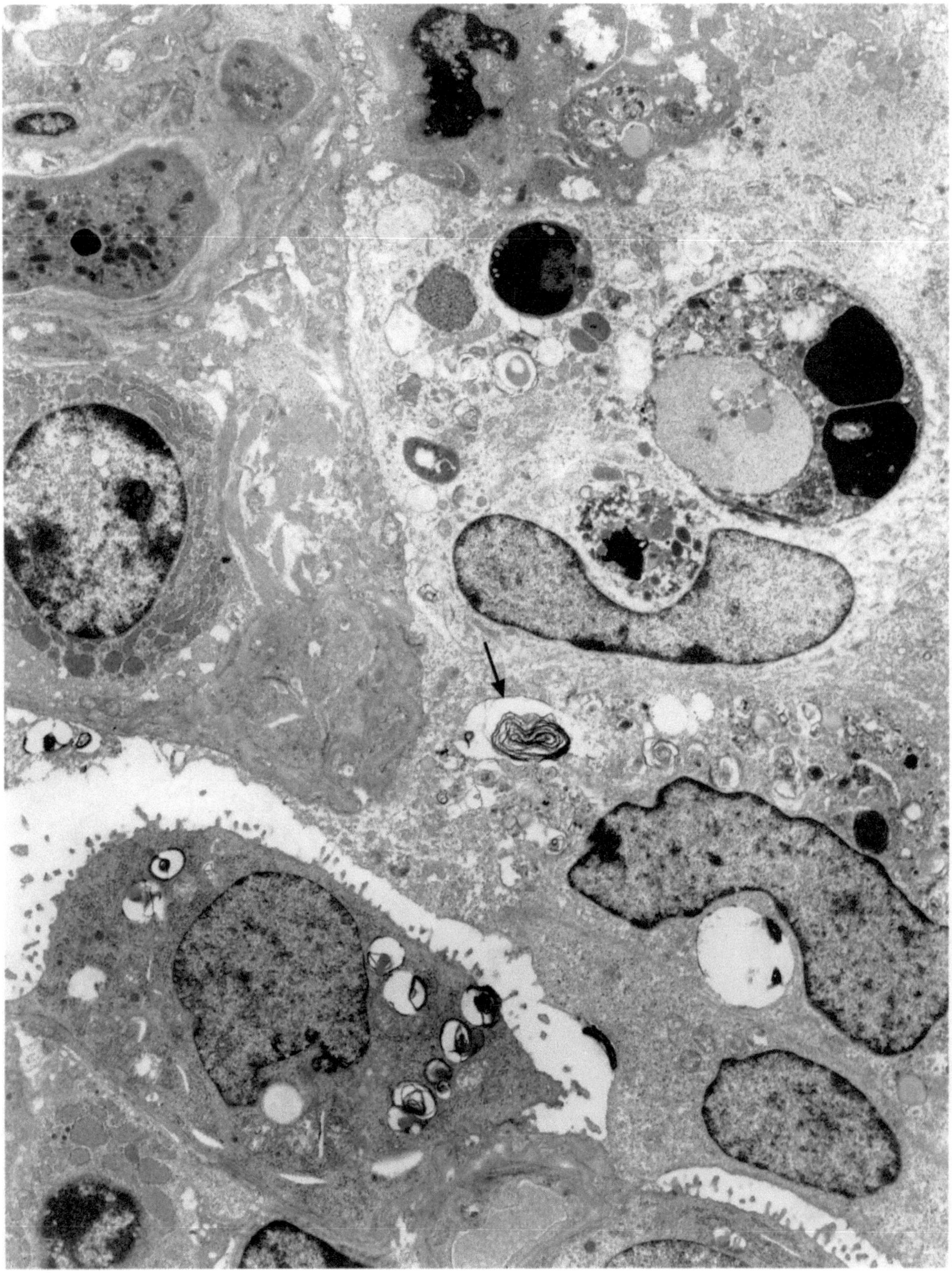

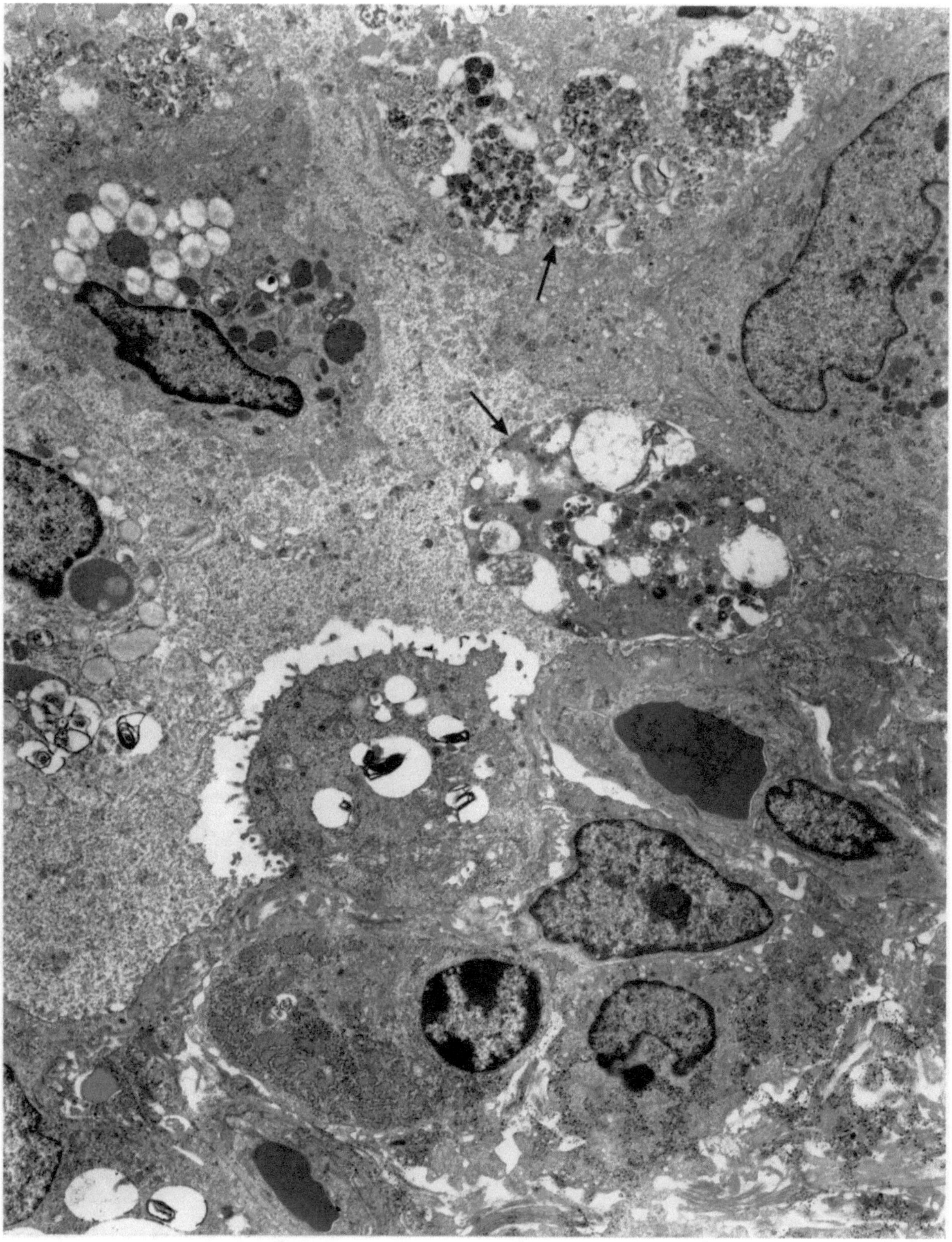

◁ Fig. 59
Polmonite alveolare. Nell'essudato alveolare vi sono macrofagi con fagolisosomi contenenti complessi di surfattante di variabili dimensioni (freccia). Si osservano inoltre alcuni granulociti necrotici.
MET.
Ingrandimento 6300 ×.

Fig. 60
Dotto alveolare contenente accumuli di surfattante variamente aggregato. Il surfattante si presenta in parte in strutture lamellari ed in parte in forma di vescicole di aspetto schiumoso.
MET.
Ingrandimento 6600 ×.

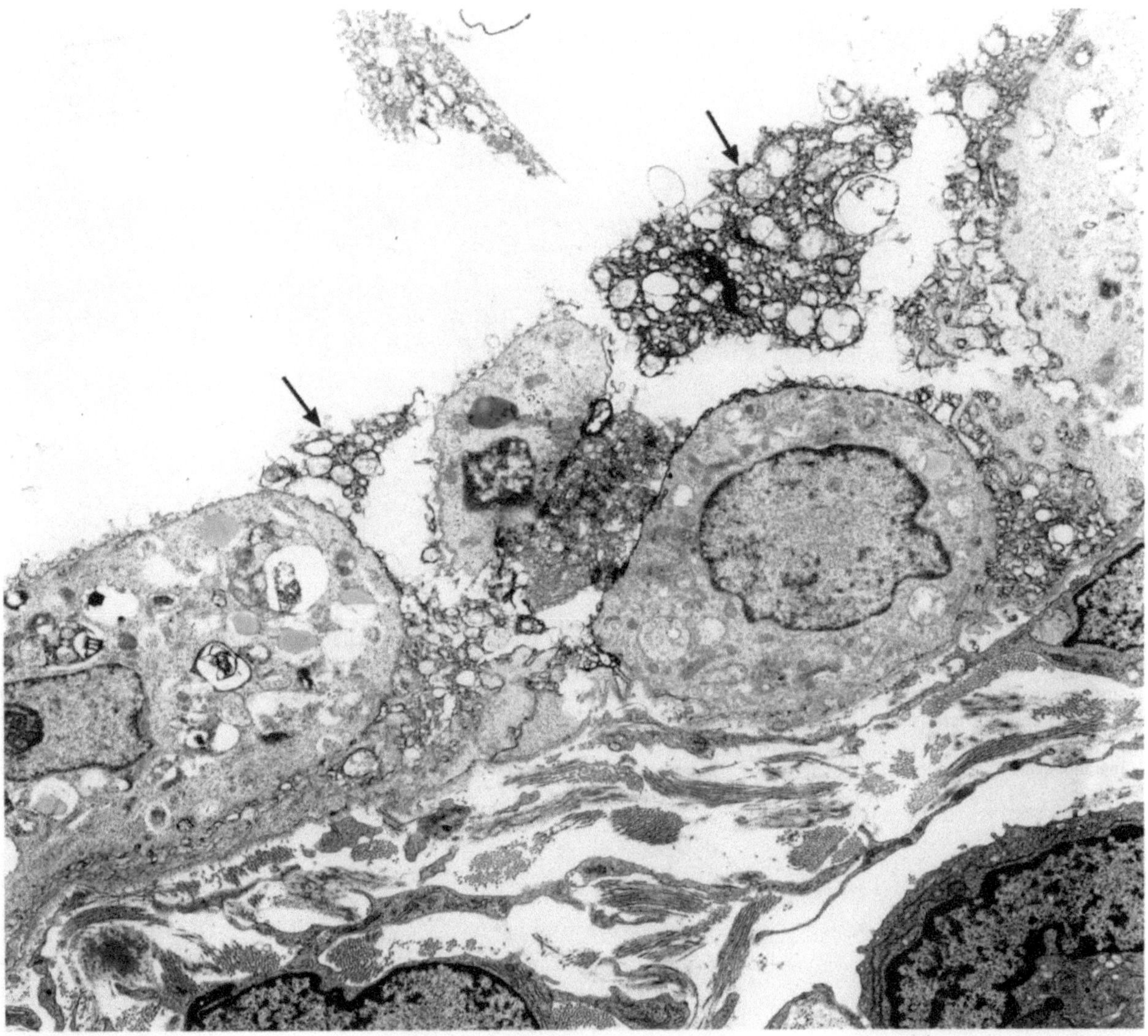

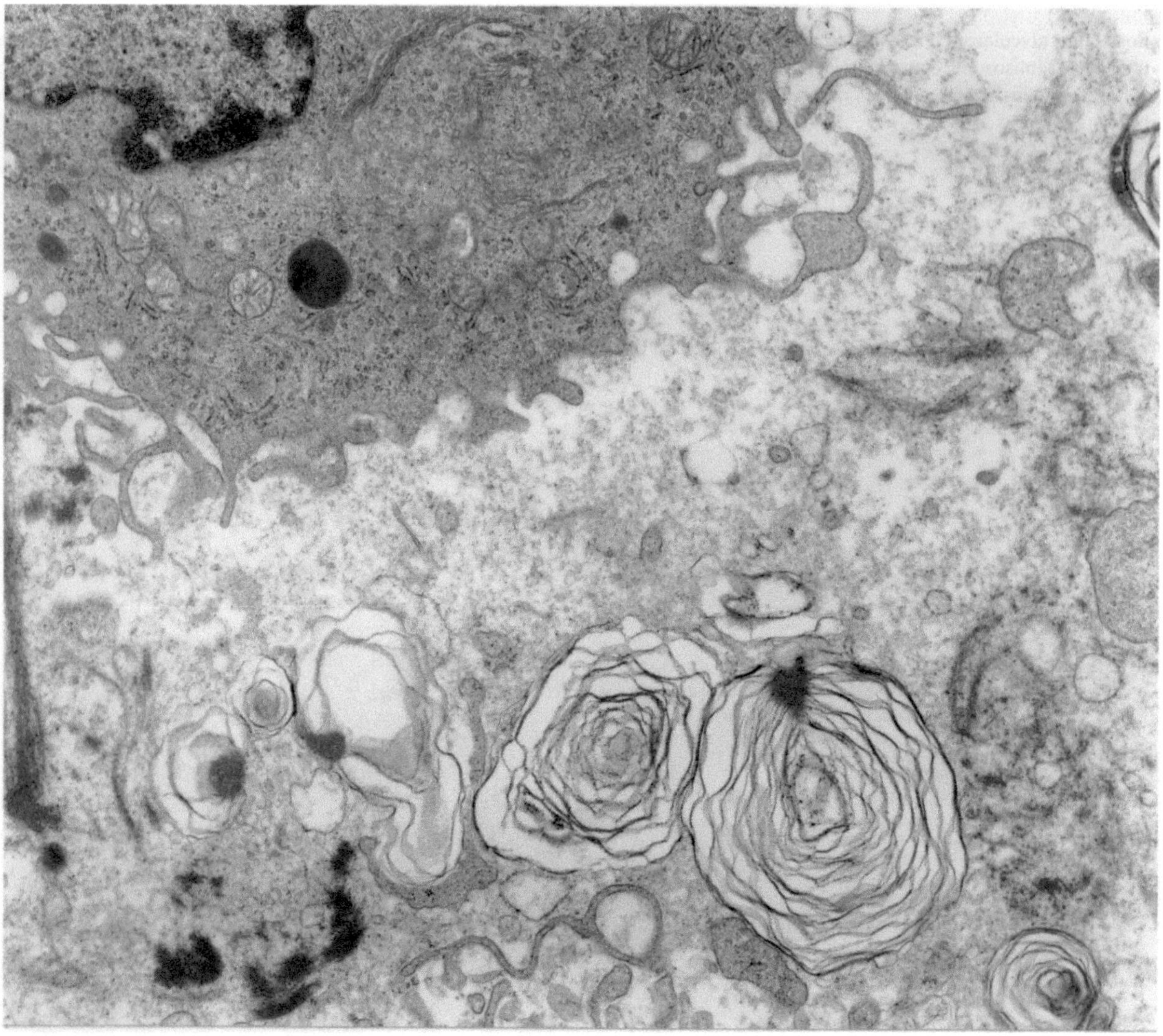

Fig. 61
Macrofago dell'essudato alveolare in un caso di polmonite florida. Il macrofago, in alto a sinistra, si sta avvicinando al surfattante alveolare, che si presenta in forma di strutture lamellari concentriche.
MET.
Ingrandimento 17 500 ×.

Fig. 62
Polmonite interstiziale: pneumocita di 2° tipo. A sinistra si ▷ osserva il tessuto interstiziale ricco di fibre collagene. Il pneumocita di 2° tipo presenta citoplasma con numerosi corpi lamellari osmiofili.
MET.
Ingrandimento 8000 ×.

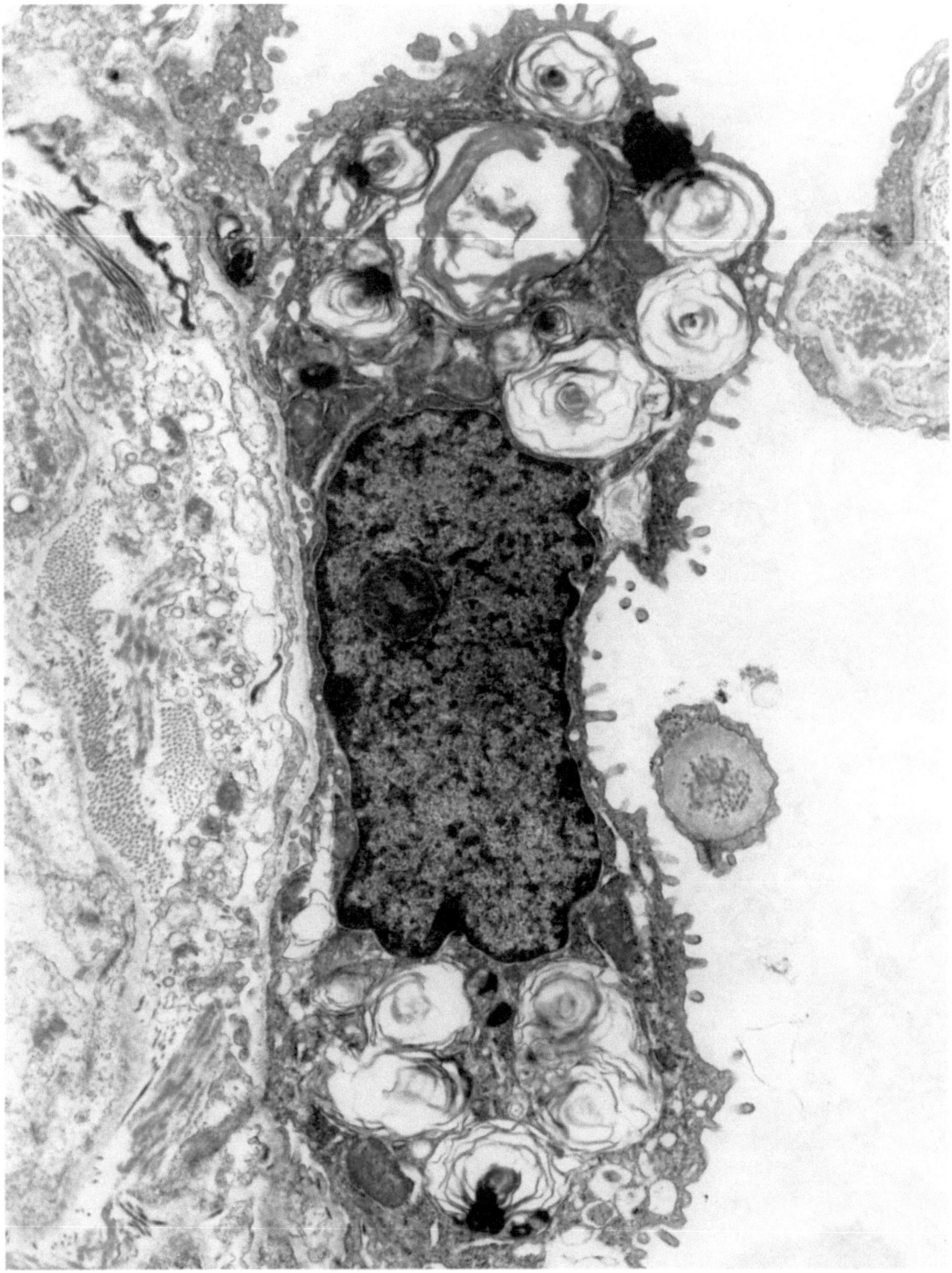

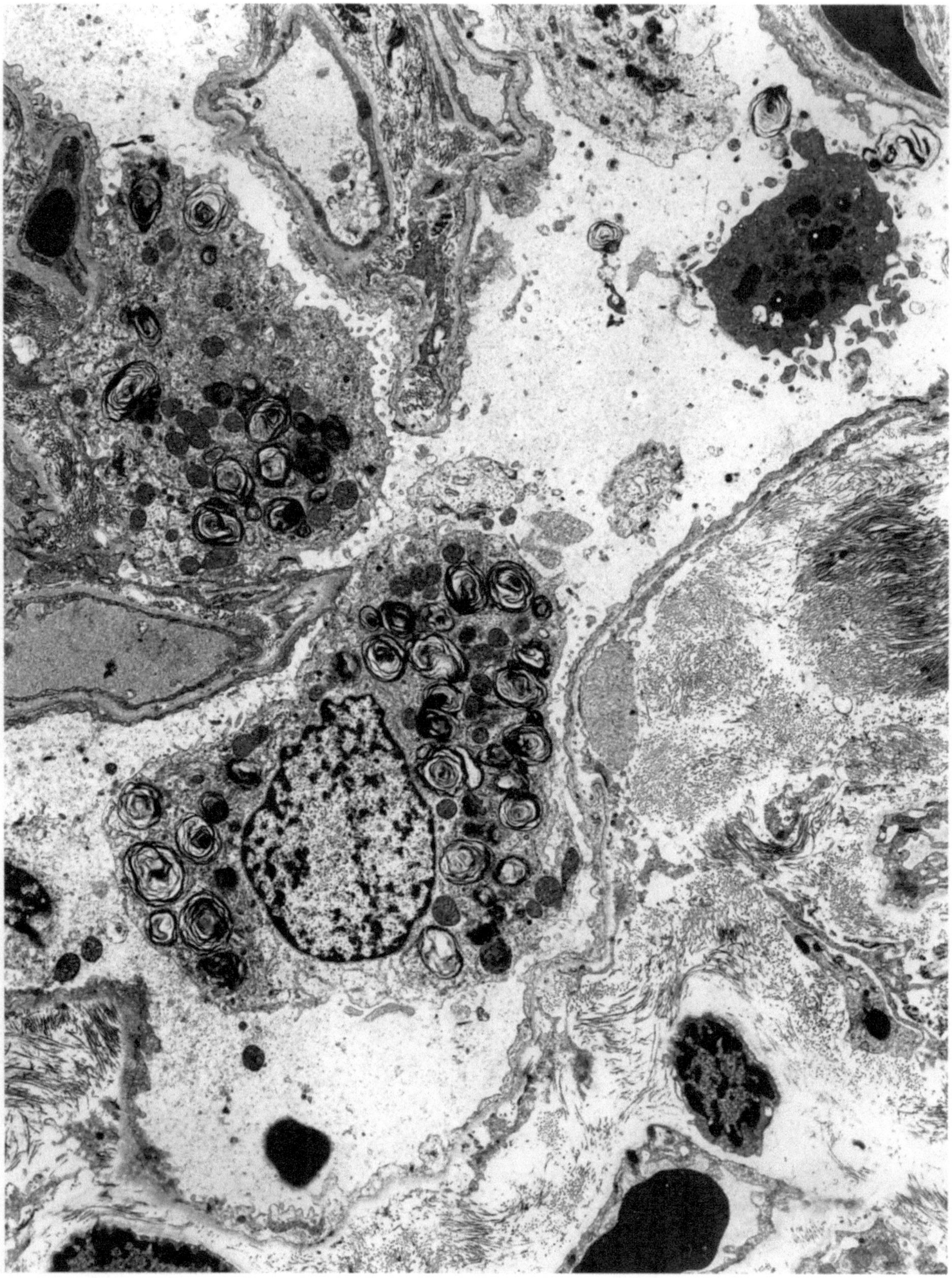

7.5. Surfattante e pneumoconiosi (Figure 64-69)

Con il termine pneumoconiosi, si comprendono quelle malattie polmonari che sono dovute all'inalazione di polveri di varia natura (Konn, 1983).

Queste patologie da inalazione di polveri organiche o inorganiche sono di particolare importanza nel campo della medicina del lavoro, per esposizione professionale ai vari tipi di polveri.

Le pneumoconiosi possono causare una diffusa fibrosi interstiziale e portare quindi all' insufficienza respiratoria.

Generalmente, la maggior parte della polvere inalata viene eliminata dai sistemi bronchiali di «clearance» mucociliare. Tuttavia le particelle di polvere con un diametro inferiore ai 5 μ, possono sfuggire alla «clearance» mucociliare e raggiungere il sistema alveolare. L'azione di tali particelle a livello alveolare dipende da vari fattori, fra cui i più importanti sono: la quantità di polvere, la forma e la dimensione delle singole particelle e la loro composizione chimica. Infatti, una certa quantità di particelle di polvere può venire eliminata dai sistemi di difesa locali, in particolare tramite la fagocitosi ad opera dei macrofagi alveolari. Tuttavia questi stessi meccanismi fagocitari di difesa possono divenire causa di alterazioni patologiche a carico del parenchima.

Infatti il processo di fagocitosi può portare alla necrosi dei singoli macrofagi con conseguente liberazione di enzimi litici che, a loro volta, determinano l'attivazione dei fibroblasti e quindi della fibrogenesi.

Numerosi studi sperimentali hanno dimostrato che il surfattante gioca un ruolo di particolare importanza nei processi di interazione tra particelle di polvere e macrofagi (Allison, 1974; Curti, 1971; Heppleston et al., 1972).

Le metodiche di immunofluorescenza hanno dimostrato, per esempio, che le particelle di quarzo o le fibre di asbesto inalate e giunte a livello alveolare vengono ricoperte da fosfatidilcolina. Studi di microscopia elettronica sui macrofagi alveolari di operai addetti alle elettrosaldature, mostrano che le particelle di polvere inalate vengono incluse in fagosomi contenenti anche strutture lamellari concentriche. Tali lamelle vengono interpretate come materiale surfattante che avvolge le singole particelle di polvere. Risultati analoghi sono stati ottenuti osservando i macrofagi alveolari dopo inalazione di particelle di sostanze colloidali: esse vengono incluse nei fagosomi in associazione a materiale surfattante.

Verosimilmente il surfattante avvolge le particelle di polvere che raggiungono gli alveoli e facilita il loro contatto con la membrana cellulare dei macrofagi.

Quando le particelle entrano in contatto con la membrana cellulare, questa si invagina rinchiudendo le particelle stesse in un vacuolo (fagosoma) che viene successivamente trasportato profondamente nel citoplasma. Qui il fagosoma entra in contatto con i lisosomi primari che contengono gli enzimi litici. Fagosomi e lisosomi si fondono formando i fagolisosomi in cui il materiale fagocitato viene attaccato dagli enzimi.

Il materiale surfattante viene quindi degradato dagli enzimi litici che, generalmente, sono inefficaci nei confronti delle particelle di polvere. Accade così che le particelle di polvere, private dell'involu-

◁ Fig. 63
Polmonite interstiziale: stadio avanzato con grave fibrosi interstiziale. Il connettivo interstiziale, in basso a sinistra, è più spesso e più ricco di fibre collagene rispetto al normale. Nel lume alveolare si osservano alcuni macrofagi con numerosi fagolisosomi pieni di surfattante, a distribuzione lamellare concentrica.
MET.
Ingrandimento 3200 ×.

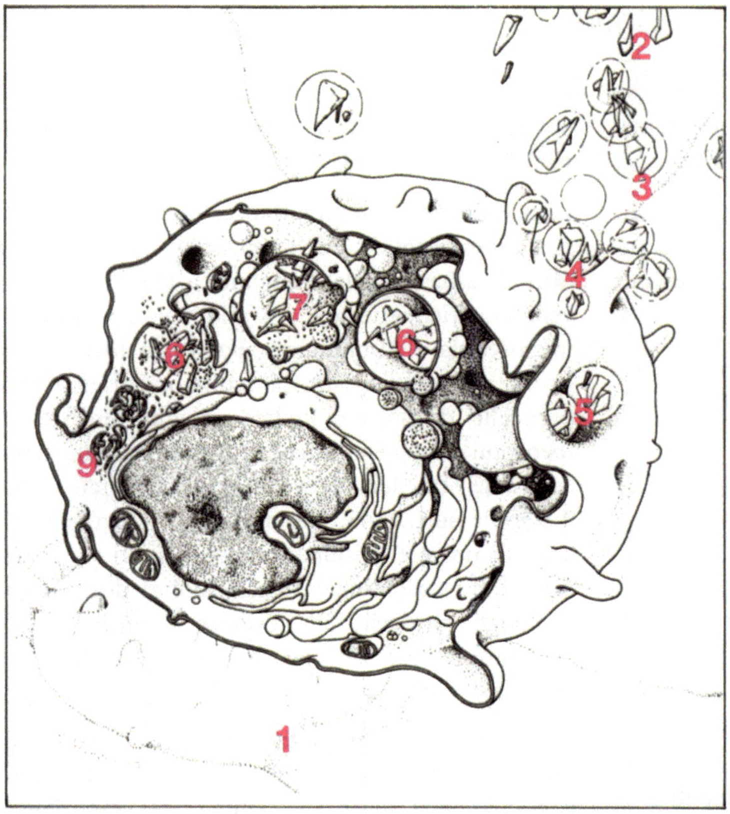

Fig. 64

Surfattante e patogenesi delle pneumocomosi. Le particelle di polvere che raggiungono il lume alveolare vengono ricoperte di surfattante, che ne facilita il contatto con la membrana dei macrofagi. Le particelle ricoperte di surfattante vengono accolte all'interno di invaginazioni della membrana cellulare che si trasformano successivamente in fagosomi. I fagosomi si fondono con i lisosomi: gli enzimi litici degradano il surfattante mentre sono inefficaci nei confronti delle particelle di polvere. A questo punto le particelle di polvere possono interagire con la membrana dei fagolisosomi, danneggiandole. In questo modo gli enzimi litici vengono liberati nel citoplasma, danneggiano le strutture cellulari e portano alla necrosi del macrofago.

1) Superficie dell'epitelio alveolare ricoperto dal film del surfattante.
2) Particelle di polvere che giungono nel lume alveolare.
3) Particelle di polvere ricoperte dal surfattante.
4) Contatto delle particelle coperte dal surfattante con la membrana cellulare.
5) Invaginazione della membrana cellulare, che accoglie le particelle.
6) Formazione dei fagolisosomi, per fusione dei lisosomi con i fagosomi.
7) Lisi enzimatica del surfattante e conseguente diretto contatto delle particelle di polvere con la membrana dei fagolisosomi.
8) Lisi dei fagolisosomi e liberazione degli enzimi litici.
9) Disgregazione enzimatica delle strutture cellulari del macrofago.

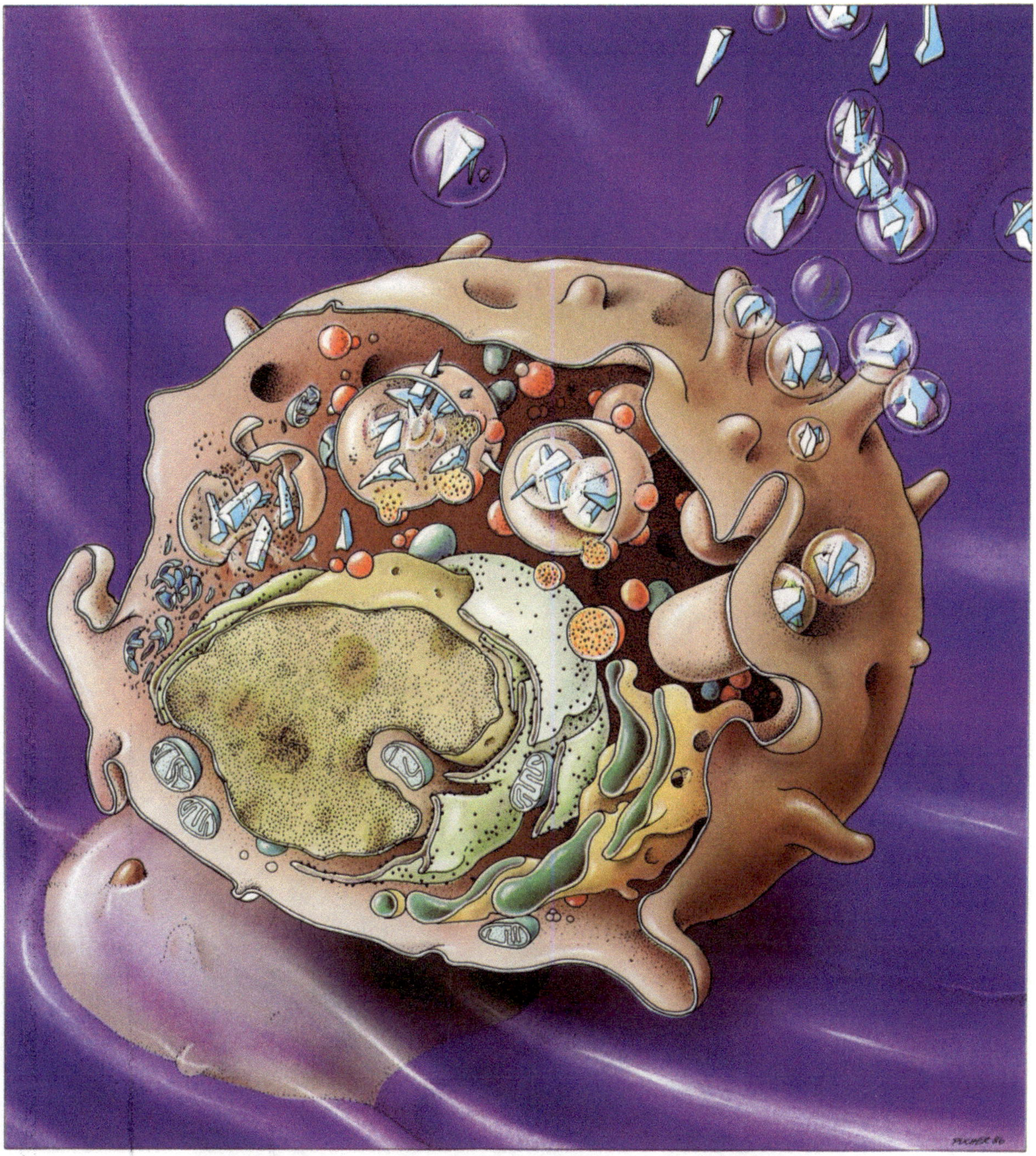

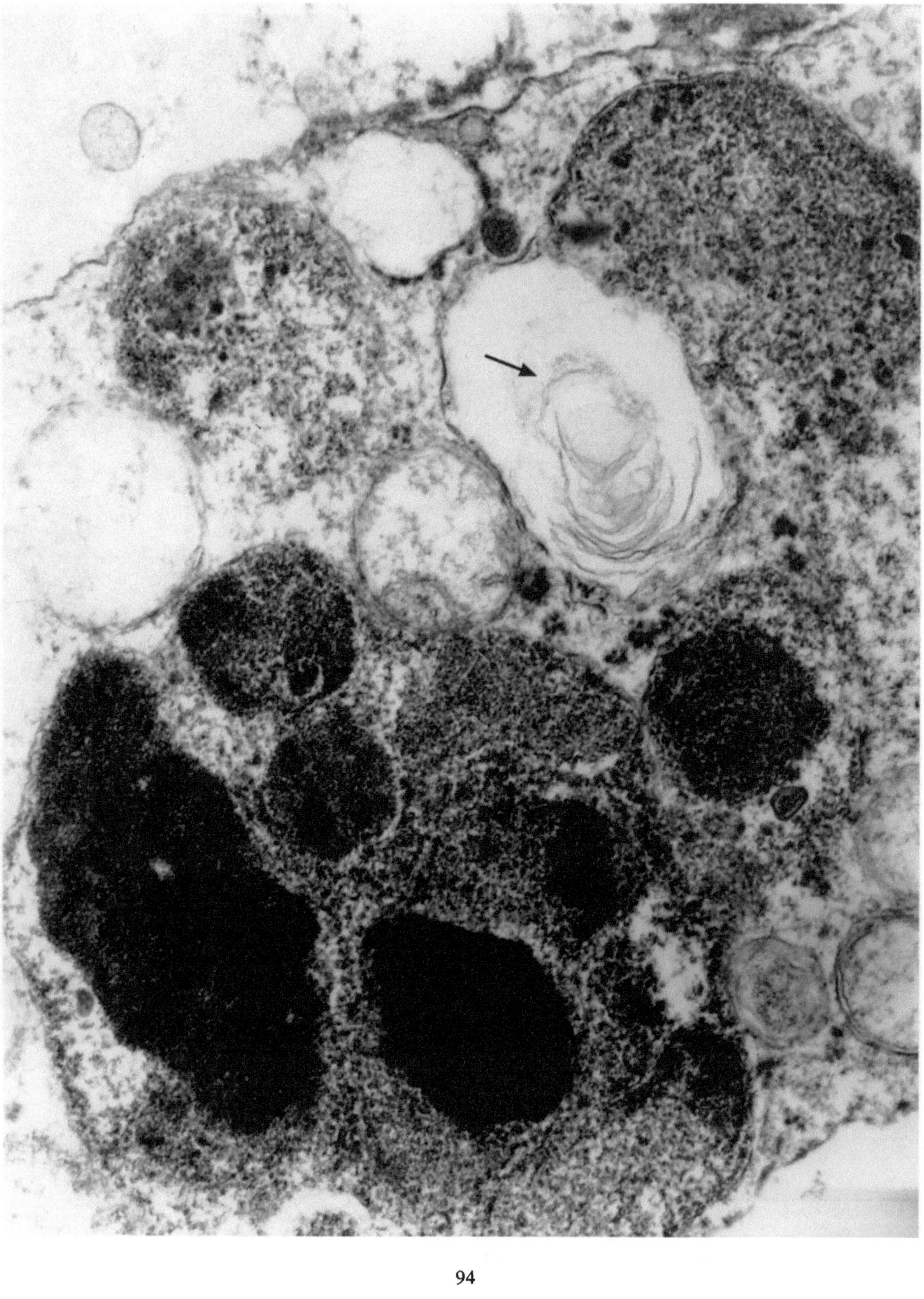

cro di surfattante da parte degli enzimi, possono entrare in diretto contatto con la membrana del fagosoma danneggiandola. Le membrane dei fagosomi si disgregano e gli enzimi litici si liberano nella matrice citoplasmatica. L'attività litica degli enzimi si esplica ora nei confronti di tutte le strutture cellulari fino alla completa disgregazione della cellula e quindi alla necrosi del macrofago.

Questa sequenza di eventi viene descritta come effetto citotossico della polvere sui macrofagi.

La polvere che raggiunge gli alveoli può passare attraverso piccole erosioni della parete alveolare e giungere quindi nel tessuto interstiziale. Anche in questa sede si assiste alla reazione dei macrofagi che la fagocitano e che vanno incontro alle diverse fasi descritte per i macrofagi alveolari. Gli enzimi litici, liberati nell'interstizio a seguito dell'effetto citotossico, attivano i fibroblasti e determinano la produzione di fibre collagene. Inoltre, durante la necrosi dei macrofagi vengono nuovamente liberate nell'interstizio le particelle di polvere precedentemente fagocitate e rimaste inalterate. Si instaura perciò un ciclo vizioso per cui le stesse particelle vengono nuovamente fagocitate da altri macrofagi, nuovamente liberate, e così via. Ne consegue una continua liberazione di enzimi litici e una continua attivazione fibroblastica, fino a determinare il quadro della fibrosi interstiziale (Morgenroth et al., 1985).

E' molto interessante notare che gli studi sperimentali di Serra e Zavattini (1981) hanno dimostrato che la stimolazione farmacologica della sintesi di surfattante può aumentare significativamente la «clearance» alveolare in caso di esposizione a polveri, in particolare, in caso di inalazione di polvere di quarzo.

Possiamo quindi concludere che il surfattante è un fattore di primaria importanza nel difendere il nostro organismo da tutte le polveri che inquinano l'ambiente in cui viviamo.

◁ Fig. 65
Fagolisosomi di un macrofago alveolare di un soggetto esposto professionalmente ai fumi di elettrosaldature. Le particelle di polvere, di aspetto granulare, sono in diretto contatto con strutture lamellari di surfattante (freccia). Nella matrice citoplasmatica si osservano vari lisosomi primari che si avvicinano ai fagosomi.
MET.
Ingrandimento 58000×.

Fig. 66
Fibrosi polmonare in un soggetto esposto professionalmente ai fumi di elettrosaldatura. La foto mostra numerosi macrofagi necrotici a livello del tessuto interstiziale. Le membrane dei fagolisosomi sono disgregate, le membrane cellulari frammentate e fra i detriti citoplasmatici sono presenti le particelle di polvere rimaste inalterate (effetto citotossico delle particelle di polvere).
MET.
Ingrandimento 7800 ×.

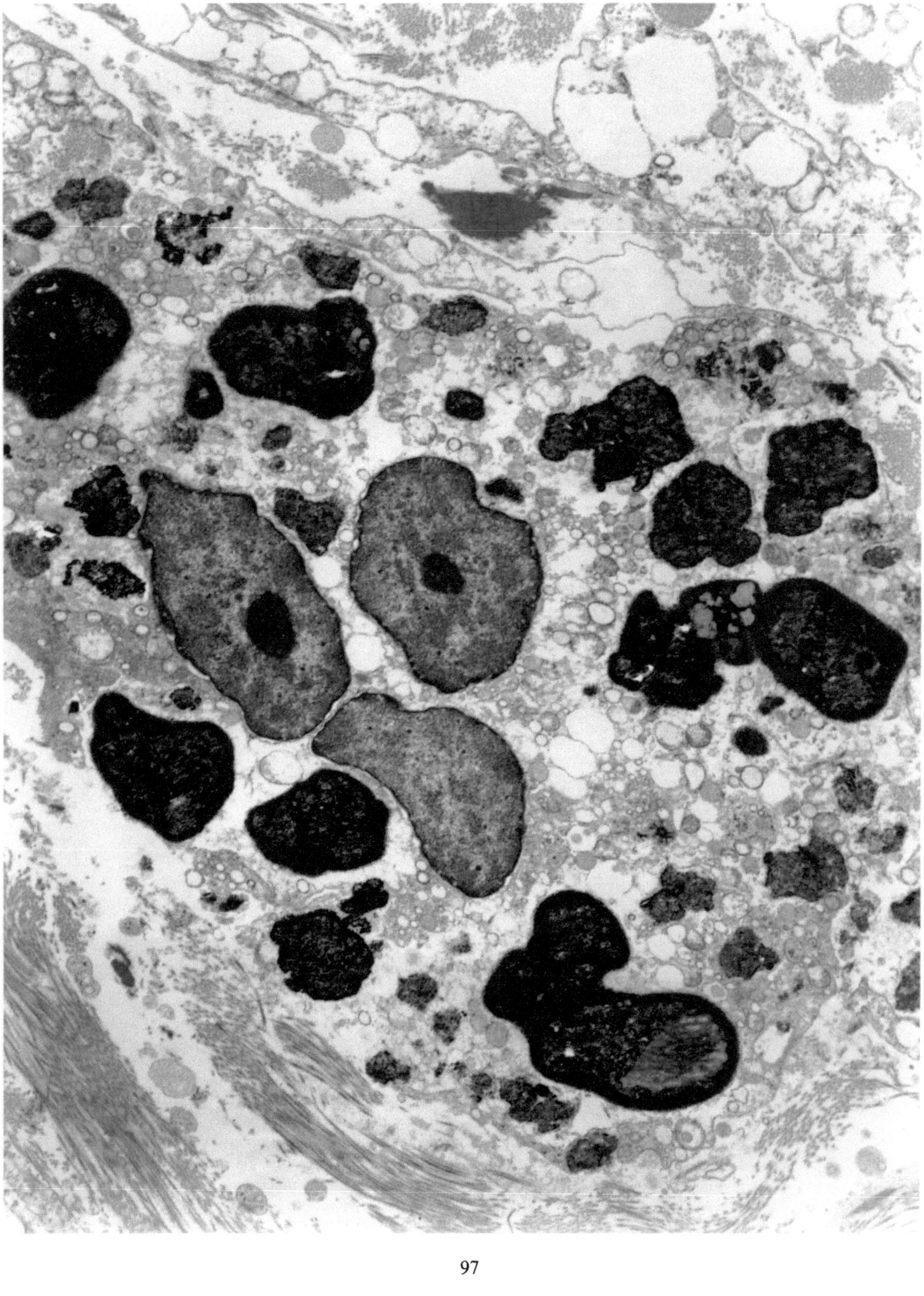

Fig. 67
Fagolisosoma di un macrofago interstiziale in un caso di silicosi. Le particelle di silicio, liberate dall'involucro di surfattante, entrano in diretto contatto con le membrane del fagolisosoma che si presenta già frammentata. Sulla destra si osserva il nucleo del macrofago.
MET.
Ingrandimento 58 000 ×.

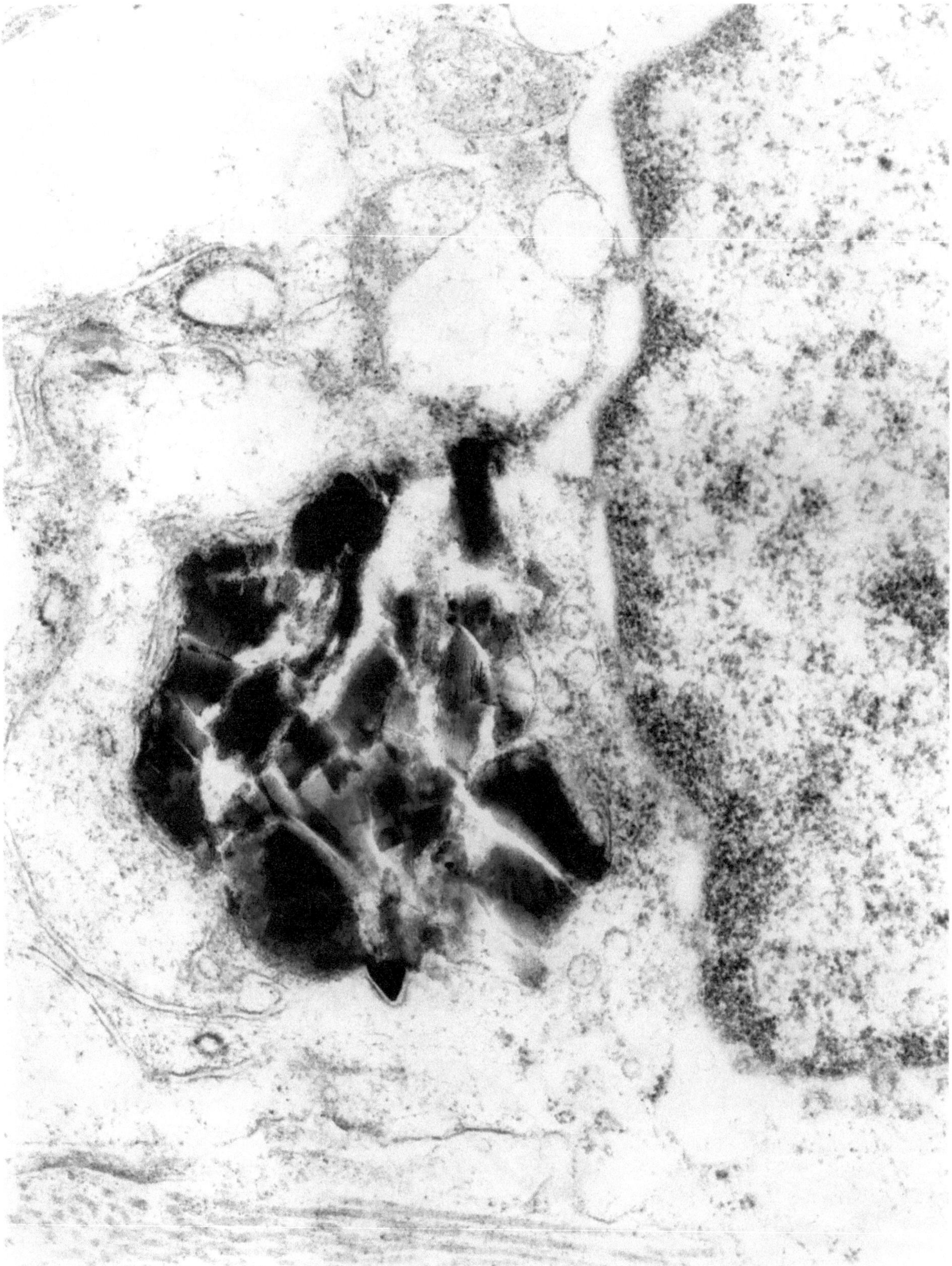

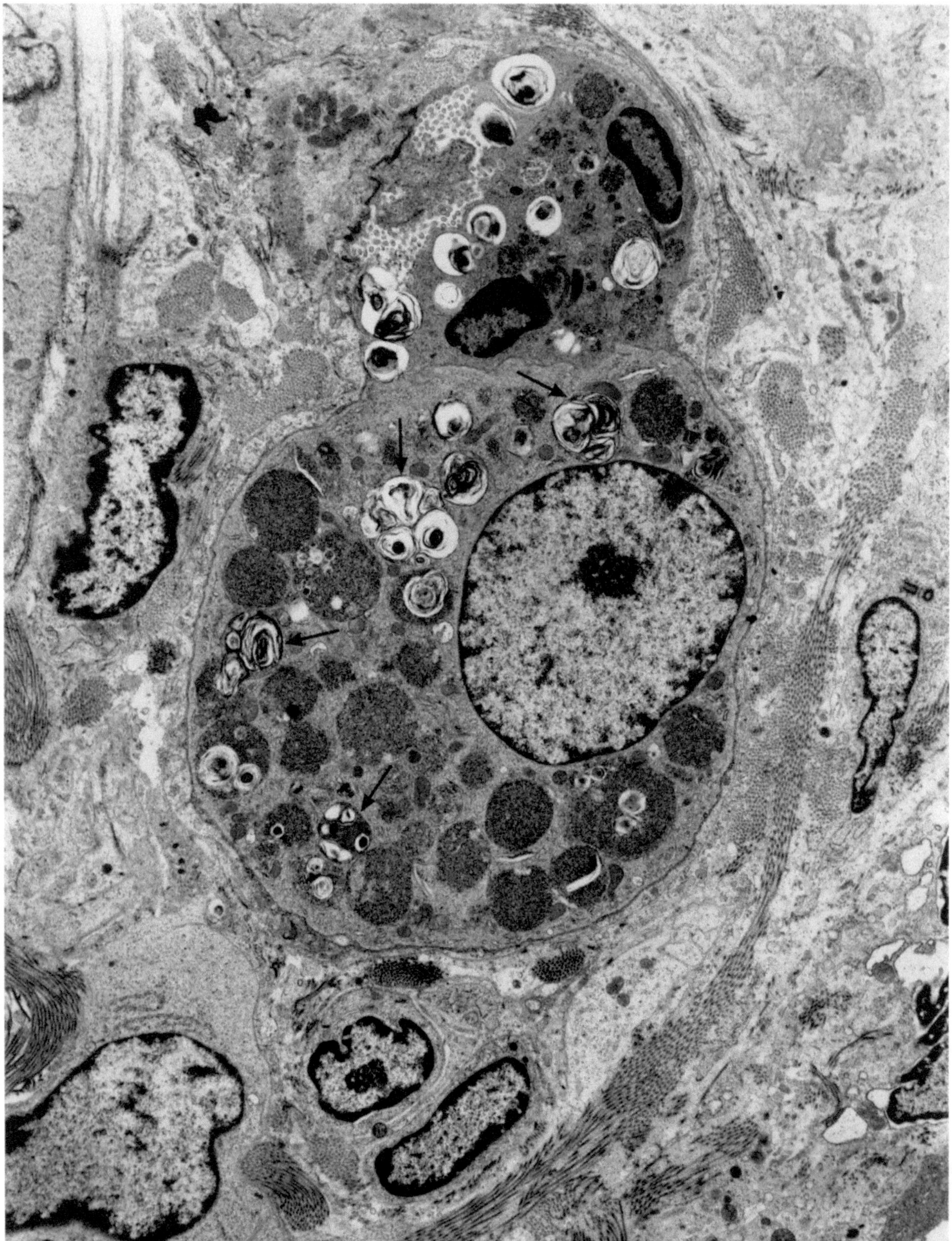

100

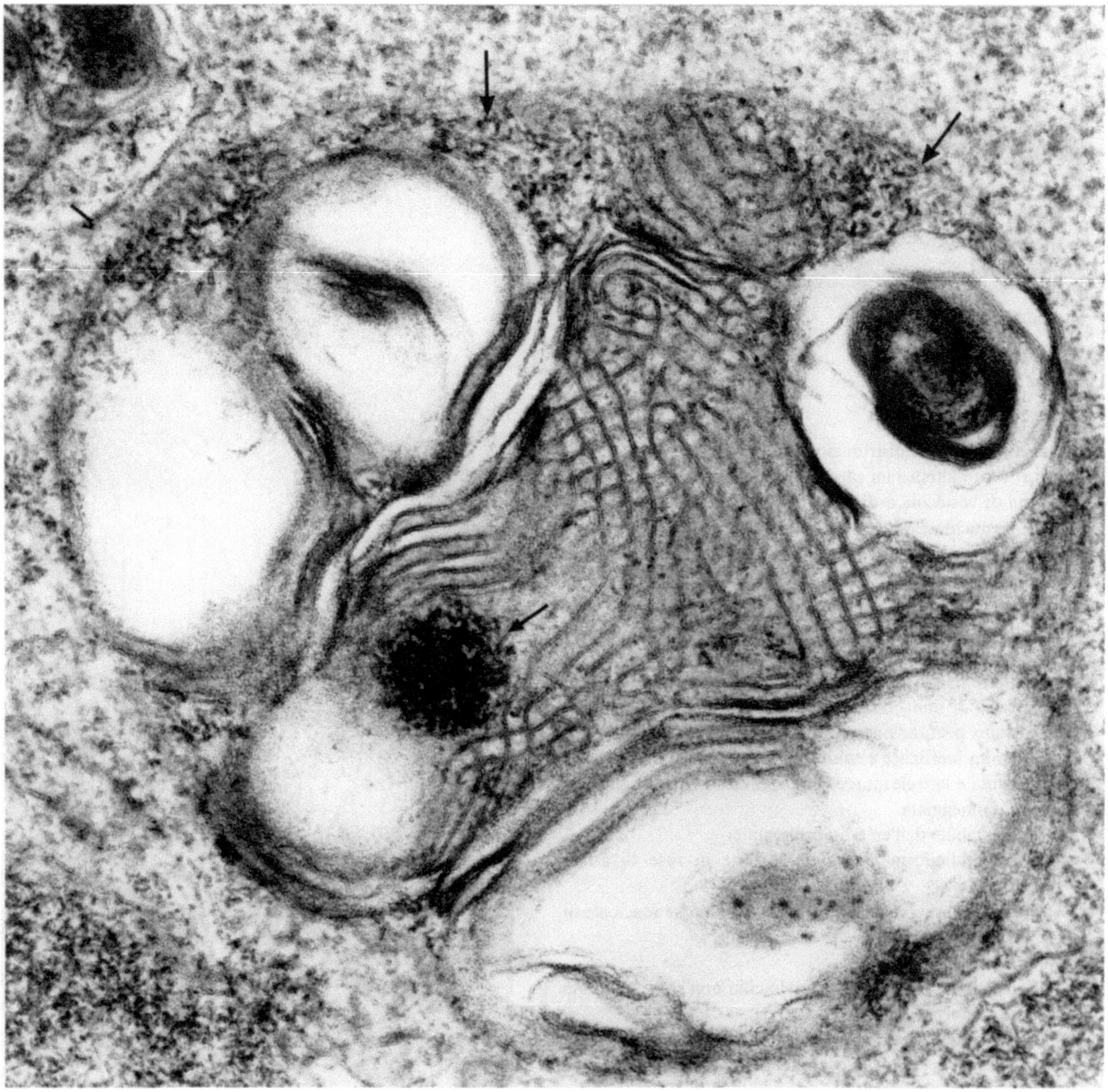

◁ Fig. 68
Fagocitosi di materiale colloidale (somministrazione sperimentale di ferro colloidale). Si osservano due macrofagi interstiziali con fagolisosoma (frecce) ripieni di surfattante.
MET.
Ingrandimento 5600 ×.

Fig. 69
Fagolisosoma del macrofago di fig. 68. Nel fagolisosoma si osservano i complessi macromolecolari di ferro colloidale (frecce) e abbondante materiale surfattante, disposto sia in tipiche strutture lamellari concentriche, sia in strutture «a reticolato».
MET.
Ingrandimento 105 000 ×.

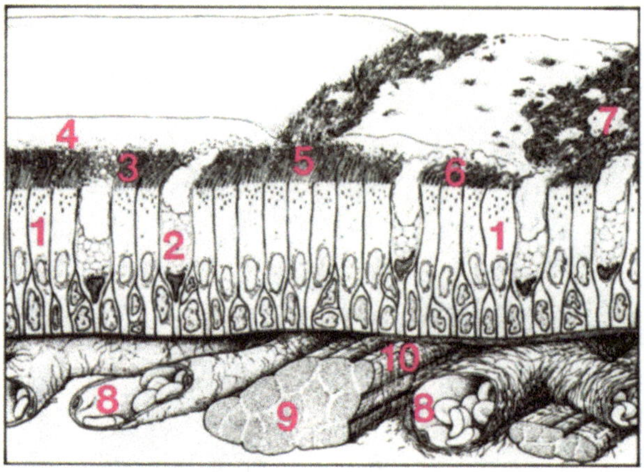

Fig. 70

Mucosa bronchiale: distribuzione normale del surfattante (a sinistra) e sue alterazioni (a destra). Il surfattante si dispone in forma di vescicole o di lamelle a livello della fase sol del secreto bronchiale. Il surfattante svolge una importante azione, regolando l'altezza della fase sol e permettendo una netta distinzione tra fase sol e gel. L' adesività della fase gel nella zona di contatto con la fase sol viene notevolmente ridotta dalla presenza del surfattante. In questo modo è possibile un regolare trasporto del muco ad opera del movimento ciliare. Nella metà destra del disegno viene rappresentato l'effetto di una riduzione di spessore della fase sol. Le cilia entrano profondamente nella fase gel ed il loro movimento risulta inefficace e talora impossibile. Il film di muco si frammenta e la « clearance » mucociliare ne risulta profondamente danneggiata.

1) Cellule ciliate dell'epitelio bronchiale.
2) Cellule caliciformi mucipare, alcune in fase di attiva secrezione.
3) Fase sol del secreto bronchiale con numerose vescicole di materiale surfattante.
4) Fase gel del secreto.
5) Interruzione del film di muco: le cilia non sono ricoperte come di norma dalla fase gel.
6) Riduzione di spessore della fase sol e conseguente penetrazione delle cilia nello strato di muco che si abbassa sulla superficie epiteliale.
7) Masserelle di secreto (frammentazione della fase gel del secreto).
8) Capillari della parete bronchiale.
9) Muscolatura liscia della parete bronchiale.
10) Aumento del tessuto fibroso subepiteliale, conseguente a prolungato stimolo infiammatorio.

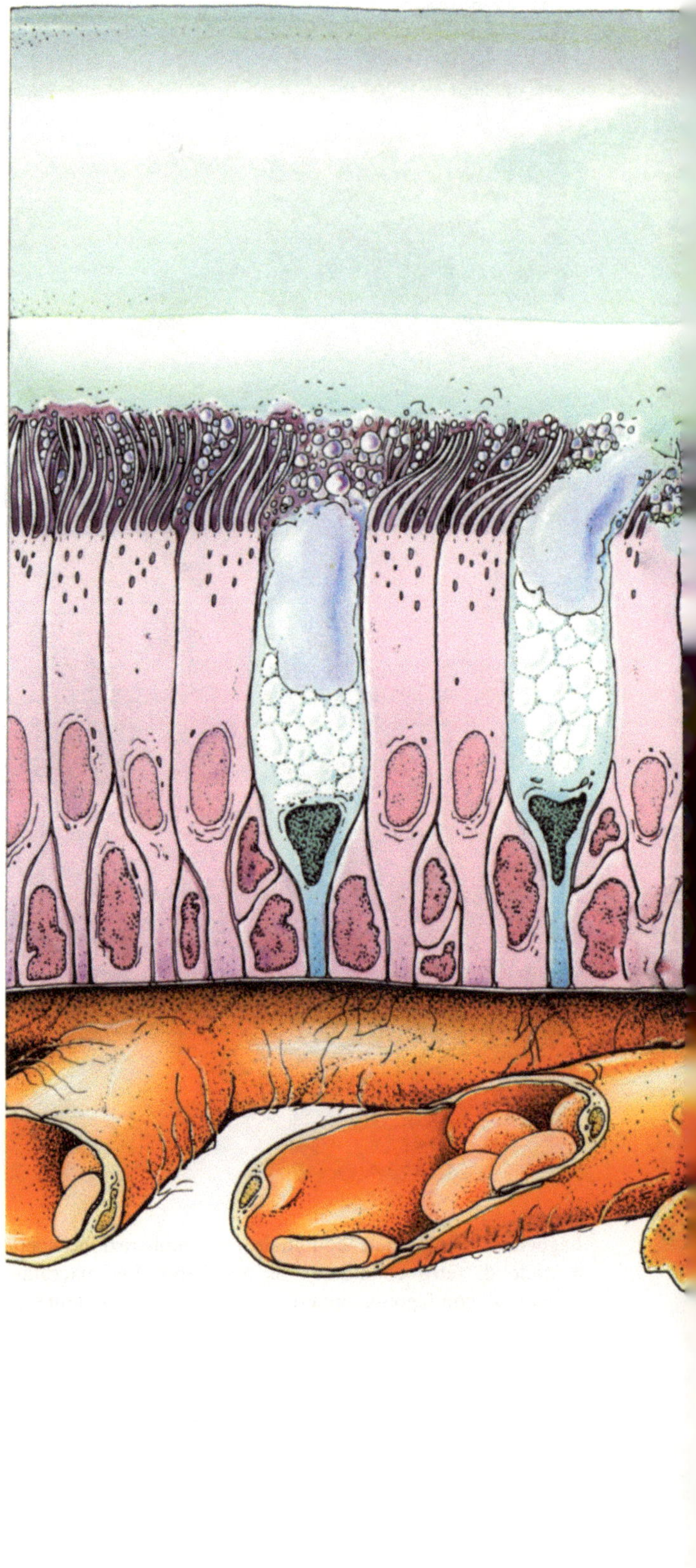

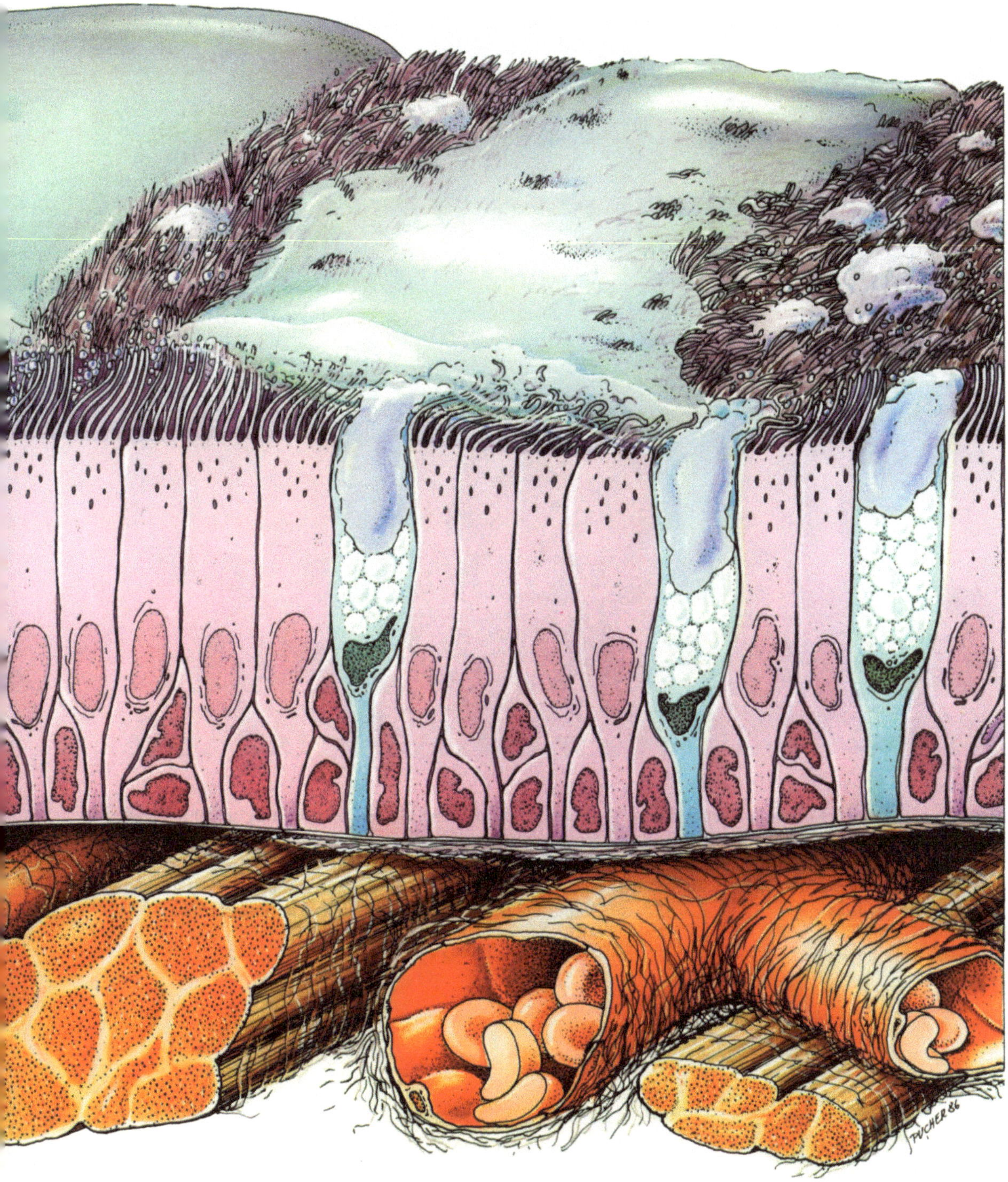

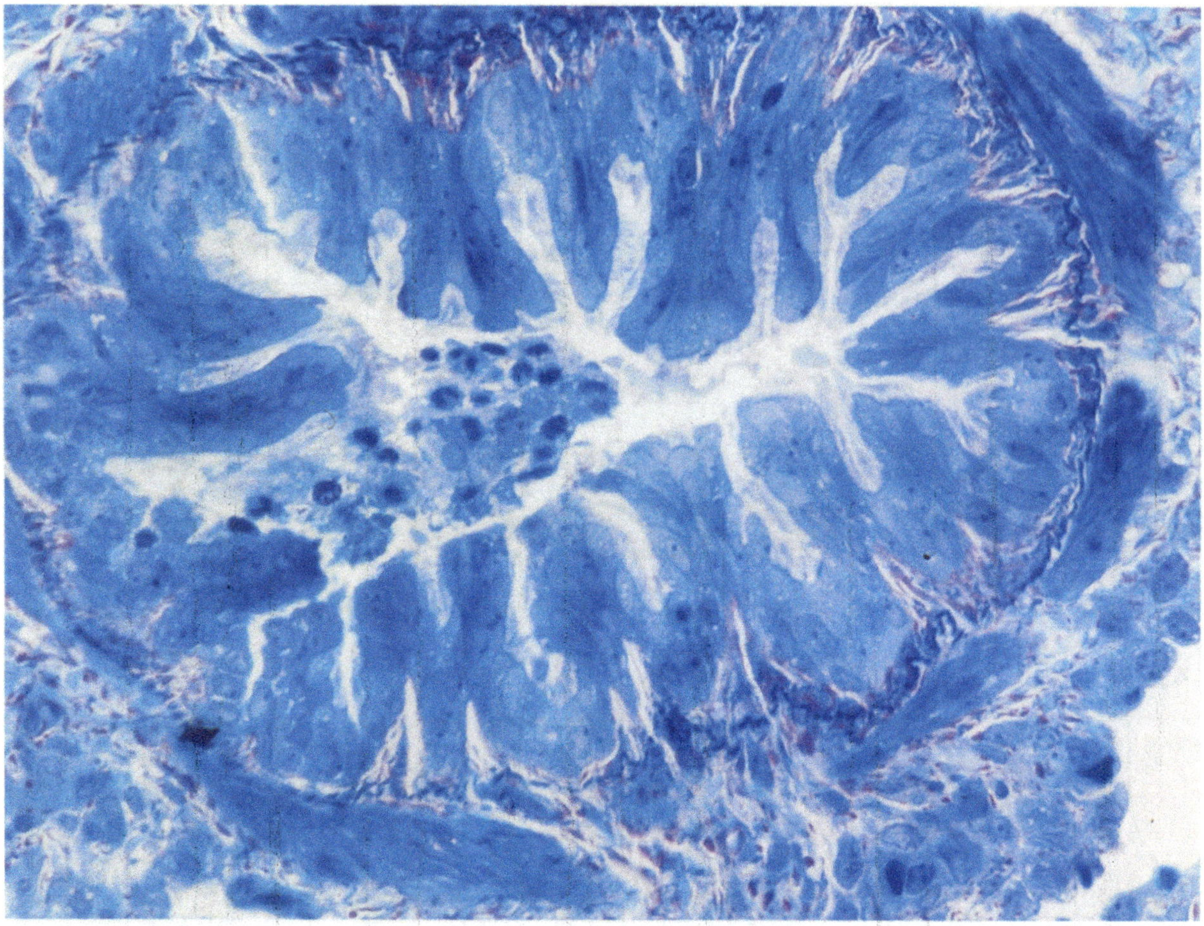

Fig. 71
Collasso di un bronchiolo con scarso essudato leucocitario intraluminale. La mucosa bronchiale è sollevata in piccole pliche ed il lume bronchiolare è notevolmente ridotto. La parete del bronchiolo è formata da un tessuto connettivo lasso e da fasci di muscolatura liscia.
Sezione semifine.
Colorazione: fucsina basica e blu di metilene.
Ingrandimento 420 ×.

Fig. 72
Effetto della riduzione di spessore della fase sol: il materiale ▷ denso e viscoso della fase gel si abbassa e ingloba le cilia vibratili. Al microscopio elettronico il muco, disposto tra le cilia, appare amorfo o finemente granulare. Il sottostante citoplasma delle cellule ciliate appare normostrutturato.
MET.
Ingrandimento 25 000 ×.

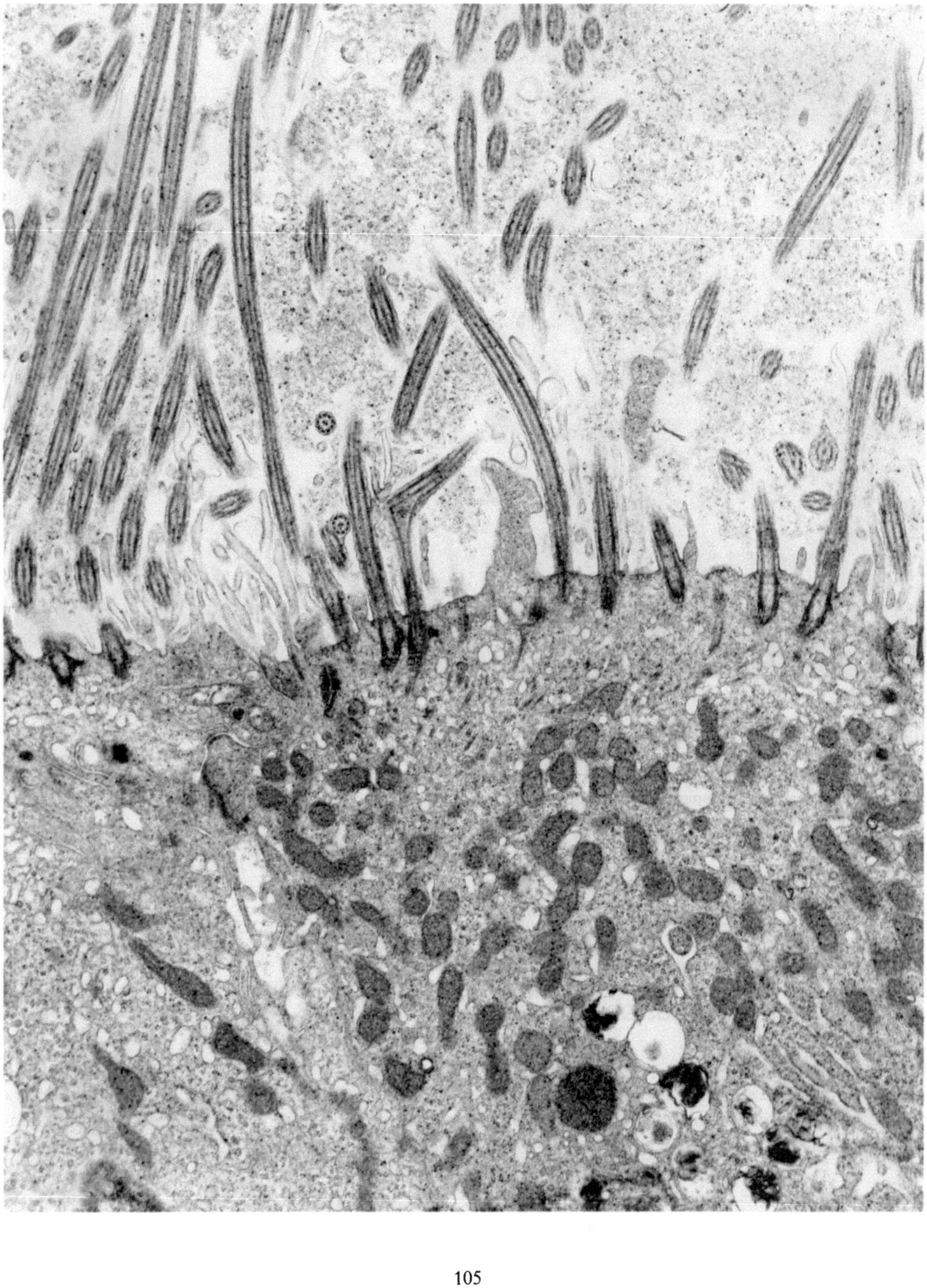

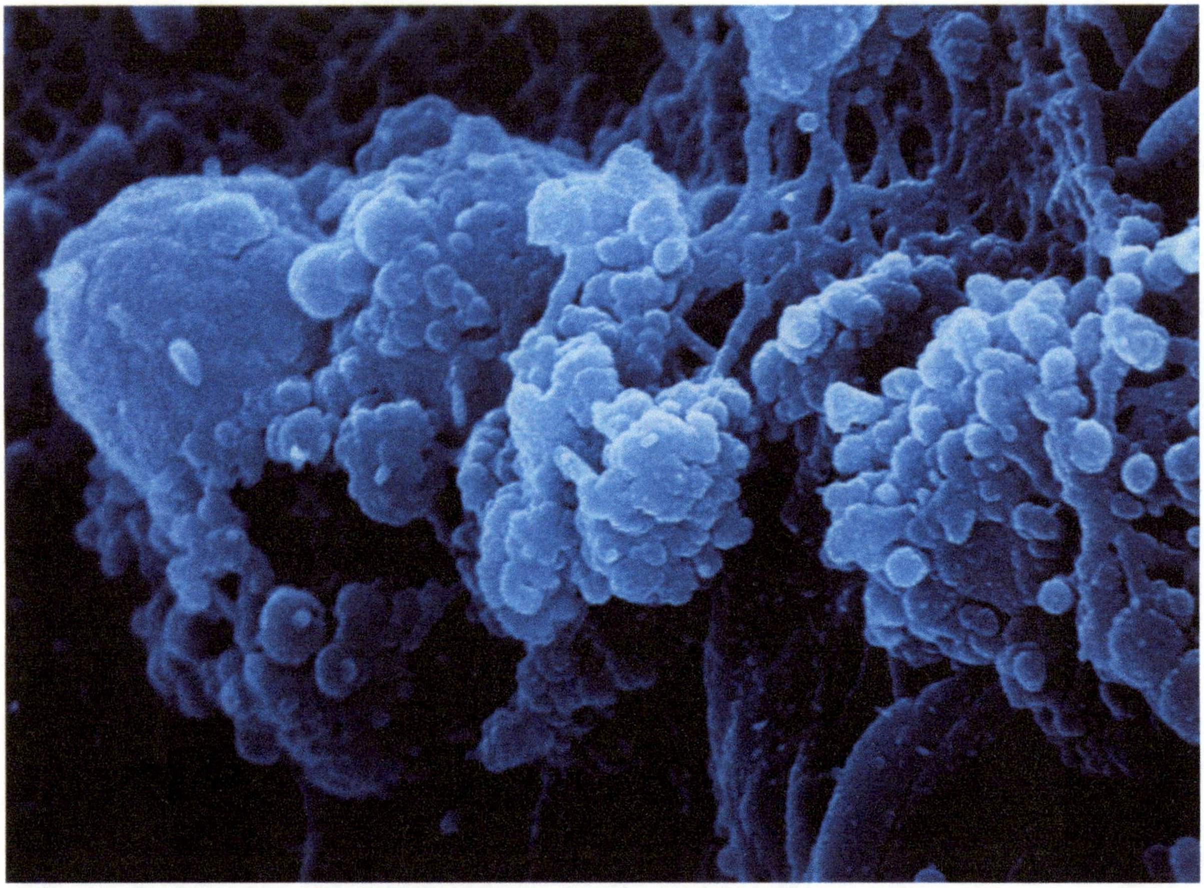

Fig. 73
Mucostasi: cilia vibratili intrappolate dal muco della fase gel del secreto bronchiale. La riduzione di spessore della fase sol, ha permesso alla fase gel di abbassarsi sulla superficie epiteliale. Il film di muco si è frammentato e nella foto si osservano alcune masserelle di muco che intrappolano le cilia vibratili.
MES.
Ingrandimento 3900×.

7.6. Surfattante e mucostasi (Figure 70–75)

Le alterazioni della secrezione e/o del deflusso del surfattante possono causare un danno alla stabilità dei bronchioli più periferici, cioé i bronchioli terminali e respiratori.

Numerosi studi clinici indicano che le sostanze tensioattive sono di fondamentale importanza per mantenere aperti i lumi bronchiolari durante la respirazione. Infatti, se manca l'azione anti-adesiva del surfattante, i bronchioli vanno incontro a fenomeni di collasso, con notevole riduzione o chiusura del lume.

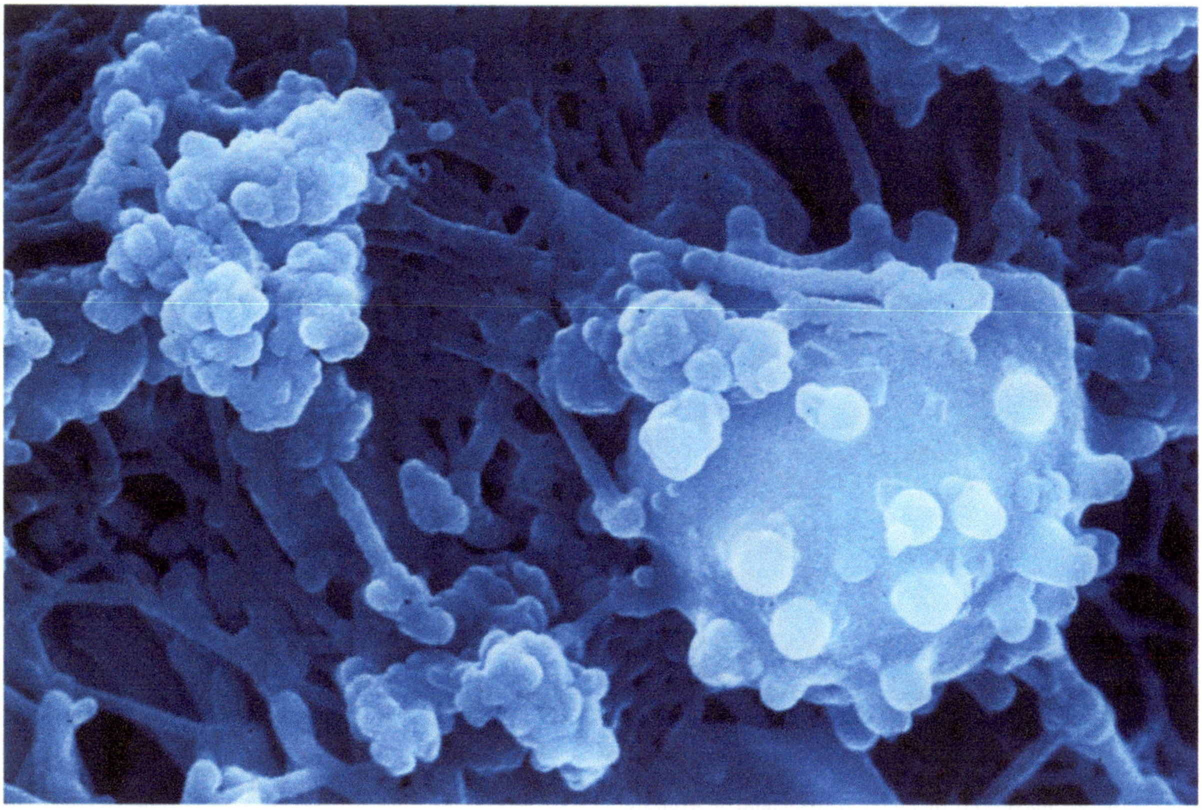

Fig. 74
Mucostasi: Sulla superficie epiteliale si osservano due masserelle di muco, a sinistra, ed un granulocita, a destra. Le masserelle si continuano in filamenti irregolari, fra i quali si riconoscono alcune strutture vescicolari di surfattante.
MES.
Ingrandimento 9100 ×.

Le caratteristiche fisico-chimiche delle sostanze tensioattive indicano che, oltre l'effetto antiadesivo (anti-glue-effect), il surfattante ha una importante funzione nel regolare il contenuto idrico della fase sol del secreto bronchiale. Come già accennato, lo spessore della fase sol del secreto bronchiale è un fattore di fondamentale importanza per la efficacia del battito ciliare. Se la fase sol è troppo spessa, le cilia vibrano nella fase acquosa senza entrare in contatto con la fase gel e quindi senza ottenerne il movimento. Se viceversa è troppo sottile, la fase gel si abbassa sulla superficie epiteliale, intrappolando le cilia che non possono più muoversi regolarmente.

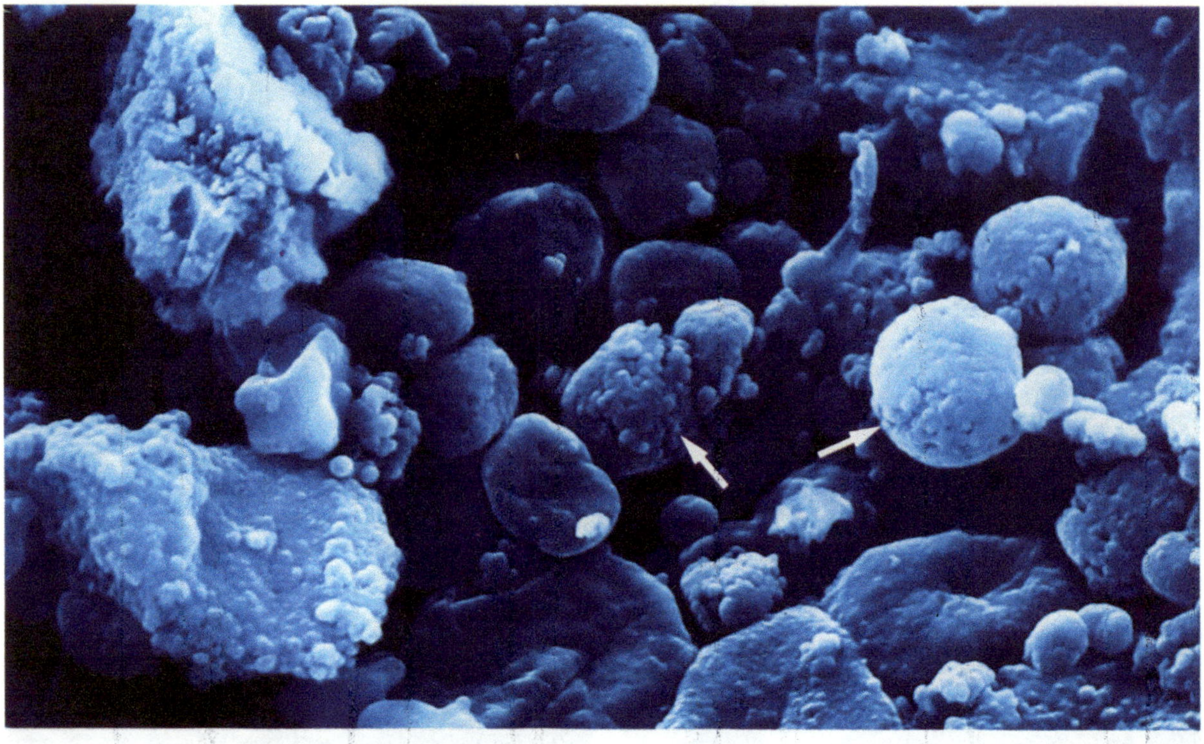

Fig. 75
Mucostasi: Le masserelle di muco si associano a strutture vescicolari di surfattante (frecce). Le masserelle di muco tendono a confluire a formare complessi di maggiori dimensioni (a sinistra).
MES.
Ingrandimento 650 ×.

Queste funzioni del surfattante, cioè l'azione antiadesiva e la regolazione del contenuto idrico della fase sol (stabilizzazione della fase sol), sono di particolare importanza nel corso delle alterazioni infiammatorie della mucosa bronchiale. Nelle infiammazioni acute si ha una essudazione intraluminale con conseguente aumento di spessore della fase sol del secreto bronchiale. Viceversa, nelle infiammazioni croniche le alterazioni epiteliali e subepiteliali della mucosa bronchiale possono determinare un aumento della diffusione del liquido, con una conseguente riduzione di spessore della fase sol.

In queste condizioni, il film di secreto mucoso non può venir trasportato in maniera regolare, si frammenta e si formano irregolari masserelle di muco. Il surfattante può quindi allontanarsi dalla fase sol, accumularsi nel lume bronchiale e venir eliminato verso l'esterno. Ne consegue una ritenzione del secreto mucoso che, associata alla contrazione della muscolatura liscia peribronchiale, rappresenta un importante fattore di ostruzione bronchiale.

Bibliografia

Allison, A.C. (1974) Pathogenetic effects of inhaled particles and antigens. Ann. N.Y. Acad. Sci. 221, 299-308

Ashbaugh, D.C., Petty, T.L. (1972) Sepsis complicating the acute respiratory distress syndrome. Surg. Gynecol. Obst. 185, 865-869

Avery, M.E., Mead, J. (1958) Surface properties in relation to atelectasis and hyaline membrane disease. Amer. J. Child, 97, 517-522

Batenburg, J.J. (1985) Biosynthesis and secretion of pulmonary surfactant. In: Robertson, B., van Golde, L.M.G., Batenburg, J.J. Ed. Pulmonary Surfactant. Elsevier, Amsterdam, New York, Oxford 237-240

Bauer, E. (1980) Zur Biochemie des endobronchialen Fluidsystems. In: Rensch Ed. Mukustransport. Dustri Verlag München Deisenhofen

Burkhardt, A., Gebbers, J.O. (1983) Pathogenetische komplexe Lungenerkrankungen. In: Doerr, W., Seifert, G., Uehlinger, E., Ed.: Spezielle pathologische Anatomie. Pathologie der Lunge II. Springer Verlag Heidelberg, New York, Tokyo 809-986

Cosmi, E.V., Di Renzo, G.C. (1983) Diagnosis of fetal lung maturity. In: Cosmi, E.V., Scarpelli, E.M., Ed.: Pulmonary Surfactant system. Elsevier, Amsterdam, New York, Oxford 75-97

Curti, P.C. (1972) Steigerung der Produktion der oberflächenaktiven Substanz der Alveolen durch NA 872. Prax. Klin. Pneumol. 147, 62-74

Curti, P.C., Genghini, M. (1983) Experimental study of the effect of Ambroxol in the prevention of alveolar surfactant alterations produced by silica dust. Conference on Environment and Lung Disease. Babolini, G., Girbino, G., Ando, F., Eds.

Ebert, R. (1978) Small airways of the lung. Ann. Intern. med. 88, 1-9

Eckert, M., Lux, M., Lachmann, B. (1983) The role of alveolar macrophages in surfactant turnover. Lung 161, 213-218

Fasske, E., Morgenroth, K. (1985) Functional morphology of phagocytosing alveolar macrophages. Virchows Arch. (Cell Pathol.) 49, 195-208

Fasske, E., Morgenroth, K. (1983) Experimental bleomycin lung in mice. Lung 161, 133-146

Farrell, P.M. (1982) Lung development: Biological and clinical aspects. 1/2 Academic Press.

Finely, T.N. (1983) Smoking and lung surfactant. In: Cosmi, E.V., Scarpelli, E.M. Eds.: Pulmonary surfactant system. Elsevier, Amsterdam, New York, Oxford 297-310

Gil, J., Weibel, E.R. (1969) Improvements in demonstration of lining layer of lung alvoli by electron microscopy. Respir. Physiol. 8, 13-19

van Golde, L.M.G. (1985) Synthesis of surfactant lipids in the adult and fetal lung: Pathways and regulatory aspects. Europ. J. Resp. Dis. 142, 19-24

Heppleston, A., Flechtbery, K., Witt, J. (1972) Abnormalities of lung lipids following inhalation of quartz. Experienta 28, 938-939

Iravani, J., van Ass, A. (1972) Mucus transport in the tracheobronchial tree of normal and brochitic rats. J. Path. 106, 81-86

Jarstrand, C. (1985) Role of surfactant in pulmonary defense system. In: Robertson, B., van Golde, L.M.G., Batenburg, J.J. Eds. Pulmonary Surfactant. Elsevier, Amsterdam, New York, Oxford 187-202

Jobe, A.H., Jacobs, H.C. (1985) Catabolism of pulmonary surfactant. In: Robertson, B., van Golde, L.M.G., Batenburg, J.J. Eds.: Pulmonary Surfactant. Elsevier, Amsterdam, New York, Oxford 271-293

Kalina, M., Young, S.L. (1980) Multilamellar bodies in alveolar septal cells. Exp. Lung Res. 1, 201-209

Kapanci, Y., Ellemer, C. (1983) Ambroxol and surfactant secretion. In: Cosmi, E.V., Scarpelli, E.M. Eds.: Pulmonary surfactant system. Elsevier, Amsterdam, New York, Oxford 263-272

Kluge, A. (1967) Oberflächenspannung in der Lunge. In: Engel, H., Heilmeyer, L., Hein, J., Uehlinger, E., Eds. Ergebnisse der gesamten Lungen- und Tuberkuloseforschung. Bd.XVI. Thieme Verlag, Stuttgart 10-69

Könn, G., Schejbal, V., Oellig, W.B. (1983) Pneumokoniosen. In: Doerr, W., Seifert, G., Uehlinger, E. Eds.: Spezielle pathologische Anatomie. Pathologie der Lunge II. Springer Verlag, Heidelberg, New York, Tokyo 647-808

Lachmann, B. (1983) The effect of ambroxol in newborn and adult animals with surfactant deficiency. In: Cosmi, E.V., Scarpelli, E.M. Eds. Pulmonary Surfactant System. Elsevier, Amsterdam, New York, Oxford

Lachmann, B., Danzmann, E. (1984) Adult respiratory distress syndrome. In: Robertson, B., van Golde, L.M.G., Batenburg, J.J. Eds. Pulmonary Surfactant. Elsevier, Amsterdam, New York, Oxford

Macklem, P.T., Proctor, D.F., Hogg, J.G. (1962) The stability of peripheral airways. Resp. Physiol. 8, 191-198

Morgenroth, K., Bolz, J. (1985) Morphological features of the interaction between mucus and surfactant on the bronchial mucosa. Respiration 47, 225-231

Morgenroth, K. (1985) Morphology of the bronchial lining layer and its alteration in IRDS, ARDS and Cold. Europ. J. Resp. Dis. 142, 7-18

Morgenroth, K. (1983) Bronchitis, Pharmazeut. Verlagsges. München

Morgenroth, K., Herzog, H., Opferkuch, W. (1983) Pneumonie. Pharmazeut. Verlagsges. München

Morgenroth, K., Kronenberger, H., Michalke, G., Schnabel, R. (1985) Morphology and pathogenesis of pneumoconiosis in dental technicans. Path. Res. Pract. 179, 528-536

Morgenroth, K. (1986) Morphologie des Bronchialsystems. Prax. Klin. Pneumol. 40, 77-85

Morgenroth, K. (1983) Lungenentzündungen. In: Doerr, W., Seifert, G., Uehlinger, E., Eds.: Spezielle pathologische Anatomie. Pathologie der Lunge I. Springer Verlag Heidelberg, New York, Tokyo 395-472

Morgenroth, K., Hoerstebrock, U. (1978) Transmissions- und rasterelektronenmikroskopische Untersuchungen zur Struktur der Clarazellen des Bronchialsystems. Arzneim.-Forsch./Drug. Res. 28, 911-917

von Neergard, K., Wirz, K. (1929) Neue Auffassungen über einen Begriff der Atemmechanik. Z. Ges. Exp. Med. 66, 373-381

O'Neill, S., Lesperance, E., Klass, D.J. (1984) Rat lung lavage surfactant enhances bacterial phagocytosis and intercellar killing by alveolar macrophages. Am. Rev. Respir. Dis. 130, 225-230

Nguyen, B.Y.T., Peterson, P.K., Verburgh, H.A., Quce, P.G., Hoidal, I.R. (1982) Difference in phagocytosis and killing by alveolar macrophages from humans, rabbits, rats and hamsters. Infect Immun 36, 504-509

Reifenrath, D.R. (1980) Funktionelle Überlegungen zu Sekretionseigenschaften der kleinen Atemwege. In: Rensch, H. Eds. Mukustransport. Dustri-Verlag, München Deisenhofen, 41-54

Richards, R., Hunt, J., George, G. (1983) Pulmonary surfactant and mineral-induced diseases. In: Cosmi, E.V., Scarpelli, E.M. Ed.: Pulmonary Infactant System. Elsevier, Amsterdam, New York, Oxford

Robertson, B. (1985) Pathology and physiology of neonatal surfactant deficiency (Respiratory Distress Syndrome, »Hyaline membrane disease«). In: Robertson, B., van Golde, L.M.G., Batenburg, J.J. Eds.: Pulmonary surfactant. Elsevier, Amsterdam, New York, Oxford

Sanderson, R.J., Paul, G.W., Vatter, A.E., Filley, G.G. (1976) Morphological and physical basis for lung surfactant action. Resp. Physiol. 27, 379-386

Scarpelli, E.M., Mantone, A.J. (1984) The Surfactant System and pulmonary mechanism. In: Robertson, B., van Golde, L.M.G., Batenburg, J.J. Eds.: Pulmonary surfactant. Elsevier, Amsterdam, New York, Oxford

Schneider, R., Thywissen, C. (1980) Selbstorganisation eine Strategie in Natur und Technik. STZ, 7, 3-14

Serra, C., Zavattini, G. (1981) Mucosolvan (ambroxol) nelle bronchopneumopatie croniche di origine professionale. In: Curti, C. Ed.: Mucosolvan (ambroxol). Numero speciale Giugno, Annali Medici di Sondalo 51-64

Stevens, R.M., Teres, D., Skillmann, J.J. (1974) Pneumonia in an intensive care unit. Arch. Intern. Med. 134, 106-111

Warembourg, H.R., Havez, R. (1980) Le lipides de l'expectoration. In: Hypersecretion bronchique colloque International Thoracique. Lille, Poinsot Clichy 181-192

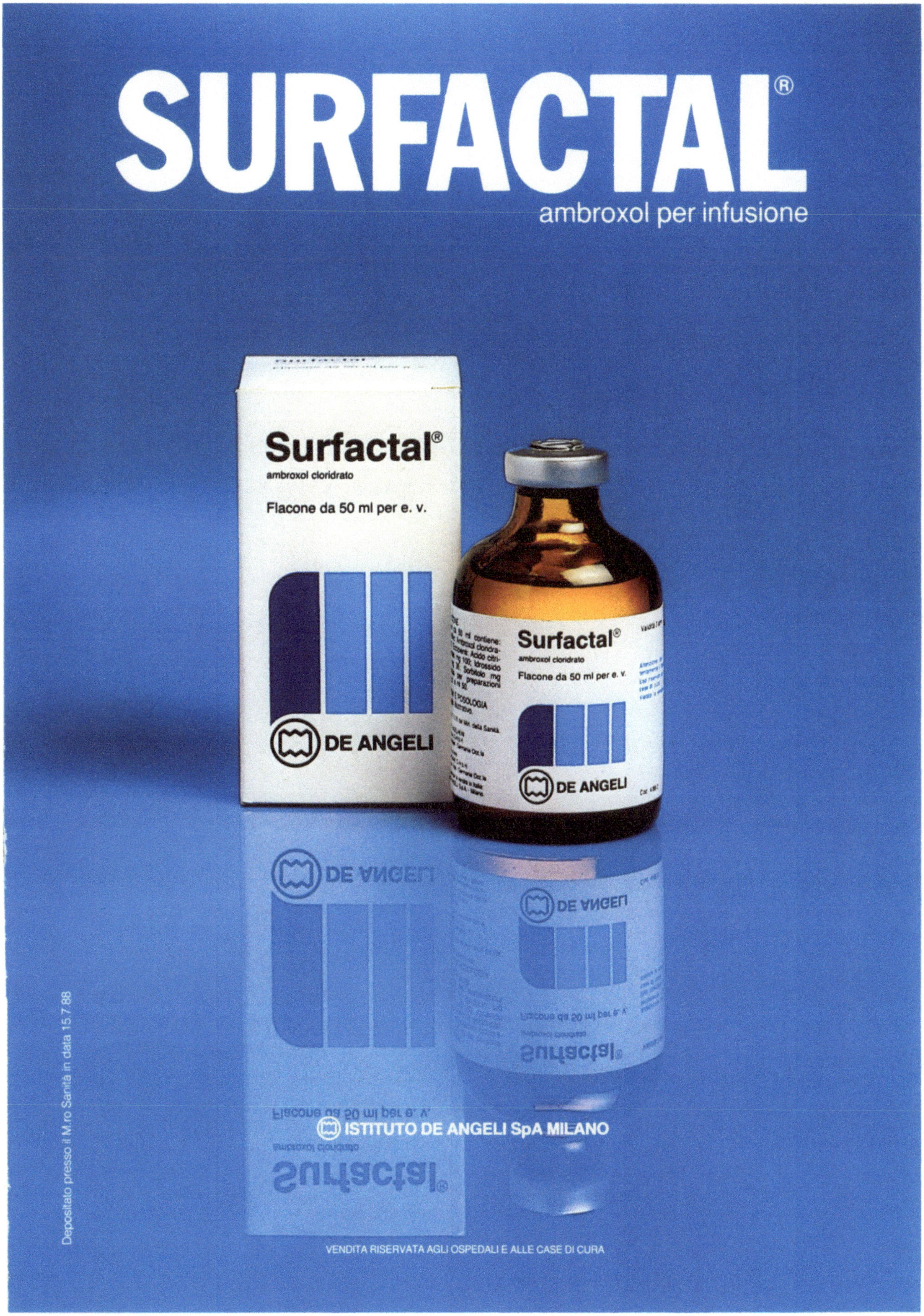
SURFACTAL®
ambroxol per infusione
Surfactal®
ambroxol cloridrato
Flacone da 50 ml per e. v.
DE ANGELI
Surfactal®
ambroxol cloridrato
Flacone da 50 ml per e. v.
DE ANGELI
ISTITUTO DE ANGELI SpA MILANO
VENDITA RISERVATA AGLI OSPEDALI E ALLE CASE DI CURA
Depositato presso il M.ro Sanità in data 15.7.88

Bei Fragen zur Produktsicherheit wenden Sie sich bitte an:
If you have any questions regarding product safety,
please contact:

Walter de Gruyter GmbH
Genthiner Straße 13
10785 Berlin
productsafety@degruyterbrill.com